癌症 那些事

万德森 著

SPM
南方传媒
广东科技出版社
全国优秀出版社

· 广 州 ·

图书在版编目（CIP）数据

癌症那些事 / 万德森著. — 广州：广东科技出版社，
2022.11

ISBN 978-7-5359-7913-1

Ⅰ.①癌… Ⅱ.①万… Ⅲ.①癌—防治—普及读物
Ⅳ.①R73-49

中国版本图书馆CIP数据核字（2022）第147391号

癌症那些事
Aizheng Na Xie Shi

出 版 人：严奉强
责任编辑：张远文 李 杨 马霄行
插画设计：林 洁
装帧设计：友间文化
责任校对：于强强
责任印制：彭海波
出版发行：广东科技出版社
　　　　　（广州市环市东路水荫路11号 邮政编码：510075）
销售热线：020-37607413
http://www.gdstp.com.cn
E-mail: gdkjbw@nfcb.com.cn
经　　销：广东新华发行集团股份有限公司
印　　刷：广州一龙印刷有限公司
　　　　　（广州市增城区荔新九路43号1幢自编101房 邮政编码：511340）
规　　格：787 mm×1 092 mm 1/16 印张12.5 字数250千
版　　次：2022年11月第1版
　　　　　2022年11月第1次印刷
定　　价：98.00元

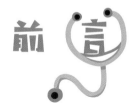

前言

　　我走进杏林（医务界），处理癌症那些事，转眼间近一个甲子。如今告别之际，回首往事总有些不舍，特别是我国癌症发病率与死亡率仍然在上升——2020年，我国癌症新发病人数457万、死亡人数300万，即每天就有约12 520人罹患癌症、8 219人死于癌症。可见，癌症严重危害人们健康，影响我国快速发展。我总认为，作为一名肿瘤科医生，自己应有所担当，尽"匹夫之责"。

　　早在20世纪80年代，世界卫生组织（WHO）就指出，在癌症中，有1/3可以预防，有1/3可以治愈，有1/3可以减轻症状（特别是疼痛）、延缓病情。时至今日，大约40%的癌症是可以预防的。问题是如何才能获得预防的成效。

　　20世纪80—90年代，我任《防癌报》主编，又兼任中国抗癌协会常务理事及科普部部长，后来还承担"九五"攻关课题"社区常见恶性肿瘤早期发现、早期诊断的研究"；进入21世纪，又承担广州市科委课题"结直肠癌综合防治的研究"。因

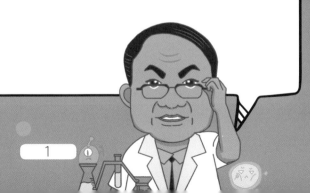

此，多年来，我常深入社区，进行防癌抗癌研究，深深体会到早期预防筛查、早期发现、早期诊断、早期治疗是最能有效降低癌症发病率和死亡率的策略。而早期预防筛查、早期发现至为重要，如何做到？关键在于政府主导，立足社区，动员群众，充分宣传，提高群众防癌意识，组织群众接受癌症筛检。

数十年来，我在学医行医过程中遇到过许多关于癌症的人和事，于是随手记录下来，发表于报刊上，现在搜集起来，汇编成书。由于发表时间距今久远，且文章发表在不同地区的不同报刊上，搜集较困难，有些散失了，又没有保留底稿，所以尚不全面。又由于事物不断发展变化，医学科学也在不断发展，某些观点或看法有所改变，特别是涉及具体统计数值时，所幸这些并不影响诊治。另外，有些文章是记者采访我时编写的，也算是科普文章，因此也收录进来；有些是总结经验时表达的学术观点，以此求教于同行，恳请批评匡正。

在此书编纂过程中，承蒙广东科技出版社编辑张远文和李杨的指导与整理，又蒙中山大学肿瘤防治中心结直肠科叶美贤秘书的大力协助，在此谨向各位致以衷心感谢。

万德森

2022年5月13日

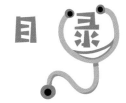

目录

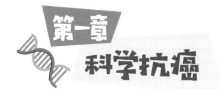

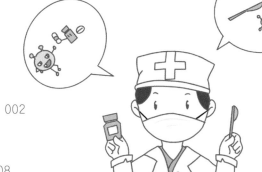

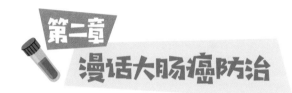
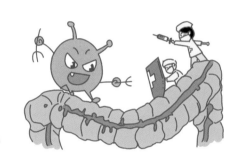

第二章
漫话大肠癌防治

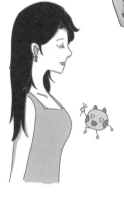

 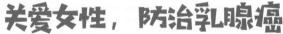
关爱女性，防治乳腺癌

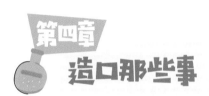
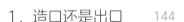
造口那些事

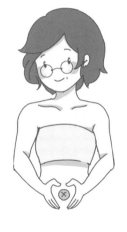

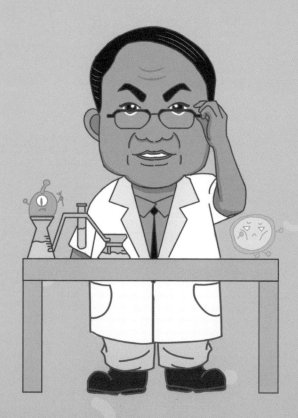

第一章

科学抗癌

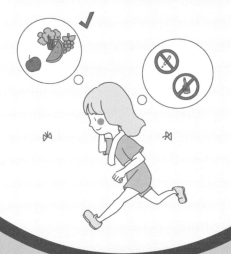

科学抗癌 关爱生命

癌症是一种古老的疾病。近200年来，人类科学抗癌，取得显著的战绩。

1761年，人们首次认识到烟草与癌症发病有关。1775年，英国外科医生波特（Pott）发现职业致癌物——煤烟灰和沥青，这些物质导致了扫烟囱童工成年后阴囊癌的高发病率。1809年，美国医生麦克道尔（Ephraim McDowell）为一名患者切除了一个10千克重的巨大卵巢肿瘤，患者术后生存了30年，此举揭开了肿瘤外科治疗的新一页。此后，随着无菌术和麻醉技术的提升与发展，肿瘤外科蓬勃发展，手术治疗成为癌症治疗的第一个主要手段。

1895年，德国物理学家伦琴（Wilhelm Rontgen）发现了X线，为肿瘤放射治疗（简称"放疗"）奠定了基础；1898年，居里夫人（Madame Curie）发现了镭。1905年，阿贝（Abbe）医生第一次将镭植入肿瘤中进行治疗——组织间插植治疗。第一次世界大战后，放疗得到更大发展，X线照射与镭的联合应用，使肿瘤治疗进入一个新阶段。后来出现钴机、直线加速器，再后来出现重粒子机等，放疗成为癌症治疗的第二个主要手段。

化学治疗（简称"化疗"）的最早尝试是在1856年，丽莎娜

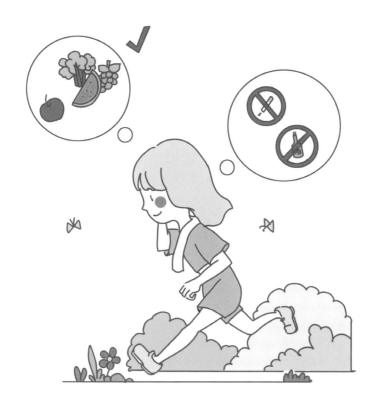

（Lissaner）应用Fowler氏溶液治疗白血病。第二次世界大战中，人们发现芥子气会使人体白细胞和淋巴细胞减少。1943年，耶鲁大学首次应用烷化剂（氮芥）治疗霍奇金病获得成功，但这一成果直至1946年才公布，公布后迅速获得广泛重视。烷化剂治疗霍奇金病可以说是现代肿瘤化疗的开端。后来，不少抗癌新药陆续上市，特别是1957年合成的环磷酰胺和氟尿嘧啶，以及近20年来许多化疗药物和靶向药物的问世，使化疗真正成为癌症治疗的第三个主要手段。

　　近二三十年，一些新的治疗手段如免疫治疗、激光治疗、冷冻治疗、微波治疗、热疗、超声波治疗等陆续问世。特别是免疫

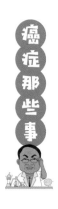

治疗，虽然尚在起步的萌芽阶段，但是符合治疗的生物学原则，发展前景不错。此外，我国的中医、中药是一个伟大宝库，其中有许多治疗癌症的药物和药方，有待我们进一步发掘。

早在20世纪80年代，世界卫生组织就提出1/3的癌症可以预防，1/3的癌症经过早期诊断、早期治疗可以治愈，1/3的癌症经过积极治疗，可以使患者减轻痛苦、延长寿命。但为什么至今癌症发病率和死亡率仍然居高不下呢？原因在于人们对癌症的预防缺少科学认识，平时不注意定期检查身体，有吸烟、酗酒、饮食"三高一低"（高脂肪、高蛋白、高能量、低纤维）和少运动等不良生活习惯，加上受外界有害的环境因素影响，容易患上癌症。得了癌症，很多人往往"病急乱投医"，甚至误信巫医、游医，未得到及时、正确的治疗。

其实，只要人人提高防癌意识，主动参加癌症筛查，70%以上的癌症可以早期发现。早期癌症中，有90%可以治愈。如果我们能多注意个人和环境卫生，纠正不良的生活习惯和行为，了解癌症征兆，主动接受癌症筛查，就能减少癌症的发生。得了癌症，应听从医生安排，及早接受现代医学的多学科治疗，效果会更好。当然，医务人员有责任对人们进行防癌健康教育，使其熟悉癌前病变及早期的表现，并正确运用现有的先进诊疗技术，对来诊者进行认真、细致的检查和治疗。

滴血查癌可信吗

　　曾经有一些报刊和网站争相刊登《一滴血可查癌》的新闻报道：只需从手指上挤出一滴血，几小时后，就能知道人体内有没有癌变。这在癌症发病率及死亡率持续上升的今天，确实是一个好消息，可它是否现实呢？

　　有人预测10年内可以完全揭开癌症奥秘，癌症的病因、诊断手段和根治办法等问题都可以迎刃而解；更甚者，某大报头版刊

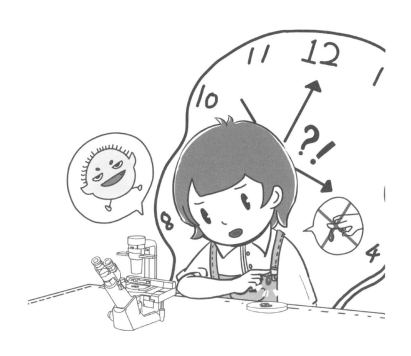

第一章　科学抗癌

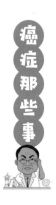

出《癌症向生物治疗低下狂傲的头》一文，强调现在只有生物疗法才能治愈肿瘤，还举出一个肺癌治愈病例。一时间，似乎凭一滴血诊断出癌症，再加上生物治疗，就能征服癌症。许多患者还亲自上门要求做"一滴血查癌"的检查，看看自己有没有患癌。

滴血查癌并不科学

事实上，至今没有"一滴血查癌"的科学报告。众所周知，癌细胞是人体正常细胞变异而成的。目前尚未确切了解变异的动因，书本或文献中只是笼统谓之"基因调控失调"。至于哪些基因在哪些条件下失调、基因失调是如何导致无限制的异常分裂的，以及最后形成癌症的具体过程，至今尚未知晓。

报道说"一滴血查癌"的技术原理，是癌细胞在新陈代谢过程中会排放出一种结构异常的物质，当这种物质的量达到一定程度时，就能在人体指端血液中检测出来。那么，实际情况是怎样的呢？在癌症形成过程中，也许有些特殊的物质或代谢产物会释放入血液中，但是，至少目前尚未发现这些特殊的物质或代谢产物。所以从原理上说，凭一滴血就能诊断癌症的说法是不科学的。

抽血查癌，并非滴血即可

提出一滴血诊断癌症是有原因的：一是迎合了人们渴求用最简易的方法发现癌症的愿望；二是确有少数癌症通过验血可以

早期发现，例如检测血清甲胎蛋白（AFP）、前列腺特异性抗原（PSA）、人绒毛膜促性腺激素（HCG）等，分别对诊断原发性肝癌、前列腺癌和生殖系统肿瘤有很大帮助，但也不是100％准确；三是出于商业原因，一些机构急切地把一些未成熟的研究成果推出市场，以求更快产生经济效益。

　　如何正确看待"一滴血查癌"这个问题呢？第一，不应强调"一滴血"，而是应根据目前检测技术和检测目的来决定需抽取多少血液量。第二，明确不同癌症有不同的肿瘤标志物，目前尚未发现一种所有癌症都具有的特殊的共同标志物。第三，检测血中肿瘤标志物，它的敏感度、特异性和准确度都不可能百分之百正确，其结果必须结合临床表现和其他诊断方法进行综合分析得到。例如最具代表性的检测方法是通过检测甲胎蛋白（AFP）诊断原发性肝癌，实际上，我国原发性肝癌血清AFP阳性率只有60％~70％，而有些原发性肝癌患者血清中AFP始终是阴性的；另外，AFP阳性者不一定有原发性肝癌，也可能是肝炎、肝硬化、生殖系统肿瘤或正常怀孕。最后一点，不要偏听、误信虚假广告，陷入误区，有问题应及早到正规医院检查。

第一章　科学抗癌

癌症与血型相关吗

在人类肿瘤中，有些肿瘤如视网膜母细胞瘤、肾母细胞瘤和神经纤维瘤等有明显遗传倾向，但其他常见恶性肿瘤的遗传因素尚在探索中。

ABO血型是一种非常稳定的遗传状态，所以从血型分析，可以预测恶性肿瘤的遗传倾向。早在1921年，亚历山大（Alexander）首先发表恶性肿瘤与血型之间的关系。他统计50例恶性肿瘤，其中B型血者和AB型血者较多，而且此两种血型的恶性肿瘤生长迅速；O型血者和A型血者的肿瘤恶性程度较低、生长慢。可惜其病例太少，不足以说明问题。1953年，阿伊罗尔（Airol）等分析英国3 632例胃癌患者的血型，发现胃癌患者中，A型血者占多数。之后国内外均有报告，多数统计认为胃癌患者中，A型血的百分比显著增高，但亦有相反者。其他癌症患者的血型占比亦有报告，结果不一，如乳腺癌患者中A型血者较多，食管癌、肝癌患者中B型血者较多，胰腺癌患者中以A型血者较多，但亦有相反报告。

广州市某癌症中心在有病理证实的10 258例恶性肿瘤中，对100例以上的23种癌症和多发癌症患者的血型进行了分析，

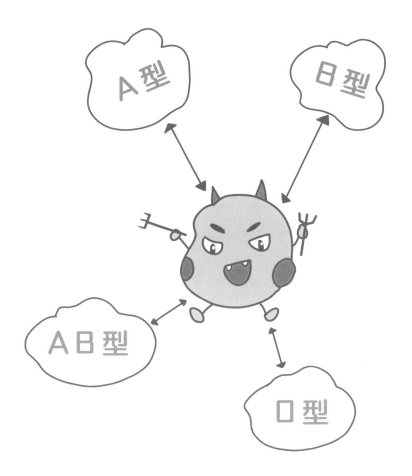

并与广东健康人群的血型比较，发现：腺癌者B型血比例较高，O型血比例较低；肉瘤者A型血比例较高，O型血比例较低。若以癌症部位分析：食管癌者A型血比例较高，B型血比例较低（$P<0.05$）；胃癌者A型血比例较高，O型血比例较低（$P<0.05$）；舌癌者A型血比例较高，B型血比例较低（$P<0.05$）；口腔癌者B型血比例明显较高，O型血比例较低（$P<0.05$）；乳腺癌者B型血比例较高，A型血比例较低（$P<0.05$）。

治疗癌症，
可以不花冤枉钱

大家通常认为，治病花钱是必然的，治疗癌症往往要花更多钱。癌症是大病，容易复发、转移，处理稍有不妥会夺去生命，所以无论是患者还是其家属都会不惜一切代价，甚至卖房卖地筹款治疗。医生也有宁可"过度"（治疗），也要避免因（治疗）"不足"而使患者病情复发的思想，不惜花费大量心力，使出"十八般武艺"。

其实，俗话有谓"好钢用在刀刃上"，花钱也要讲究物有所值。对于治疗癌症，怎样才能不花冤枉钱呢？

治疗应有"度"

时至今日，随着科技的进步，治疗癌症的方法不断增多，在原有"三大法宝"——手术治疗、放疗、化疗之外，增添了免疫治疗、基因治疗、靶向治疗、中医中药治疗、热疗、冷冻治疗、微波治疗、超声波治疗和激光治疗等。说到用"刀"，除了手术刀，还有γ-刀、X-刀、光子刀、超声刀、激光刀和微波刀等。说到放疗，名堂也有很多，有所谓的外照射、腔内照射、后装治疗、适形放射、调强放射、根治性放射和姑息性放射。化疗亦然，有所谓的全身化疗、区域灌注化疗、辅助化疗、新辅助化疗、根治性化疗、姑息性化疗、单药化疗、联合化疗、序贯化疗和冲击化疗等。生物治疗的名堂更多，免疫治疗中又分非特异性免疫治疗、细胞因子免疫治疗、单克隆治疗、过继细胞免疫治疗和肿瘤疫苗治疗。基因治疗包括抑癌基因治疗、自杀基因治疗、反义基因治疗、耐药基因治疗和联合基因治疗等。以上林林总总，治疗项目繁多，每种治疗的费用都不菲，项目越新，收费越高。究竟如何选择合适的治疗方法，既治好病又不花冤枉钱呢？

这个问题的最好答案，就是治疗应有"度"。有"度"，就是既不"过度治疗"，也非"治疗不足"。所谓"过度治疗"，就是给肿瘤患者施行一些没有必要的、无效的治疗。在一次学术会议上，某大医院的医生报告一例晚期直肠癌患者伴有多发性肝转移，且有肺结核空洞形成，该院先为患者做肺叶切除，继而做直肠癌切除，随即做全肝切除+肝移植手术治疗。与会者顿时哗然，均觉得如此手术治疗实属"过度"，患者术后结局可想而知。又如早期（Ⅰ期）乳腺癌、结直肠癌、食管癌、子宫癌等，根治性切除后都不必化疗，但是有些医院却硬是给患者行"常规"化疗，美其名曰"预防复发"，实际上"过度"治疗损害了患者机体。就算是晚期复发性癌症，经反复、多疗程化疗未见效果，而患者已极度虚弱，再强行化疗，实际上是加速死亡而非挽救生命。

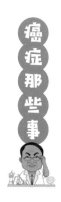

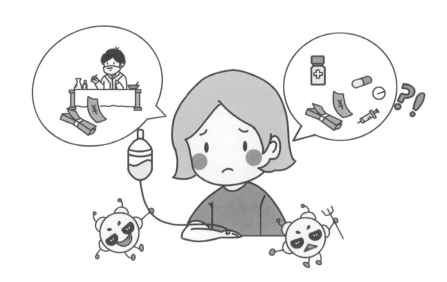

　　造成"过度治疗"的原因，一是"无知"，二是经济利益驱使，三是想出名、争第一。殊不知"过度治疗"致使患者"人财两空"，这真的十分值得人们深思反省。

　　当然，"治疗不足"也是浪费金钱的。本来可以治愈的癌症，由于治疗半途而废或用药量不足，致使癌症短期复发转移，过早夺去患者生命。例如，一个名老中医的儿子解黏液血便近一年，以为是"大肠湿热"，一直用石榴叶煲水喝，但"湿热"一直未能清除；后来被确诊为晚期直肠癌，不能切除，只做了人工肛门，幸好化疗奏效，肿瘤缩小。本拟加放化疗，然而老中医坚决反对，认为化疗太伤身，放疗会加速转移，于是为其儿子选择中断了有效的西医治疗，只服中草药。不久，其儿子病逝。综合而言，由于未接受放化疗，使前段的有效治疗中断，等于"前功尽弃"，白白花了钱，却得不到应有的效果。

　　肿瘤治疗，一是要"坚定"，二是要"坚持"。对于有理论和临床证据支持的用药，就应坚定使用而不要朝三暮四、频繁换药，而且要坚持用足疗程。只要疗效好就要继续用下去，决不能半途而废。以白血病为例，就需要相当高的化疗强度、相当长的治疗周期，若是一见到疗效就立马"鸣金收兵"，便会给过度繁殖的白细胞留下喘息的机会，很容易复发。

规范、科学的综合治疗效果最好

目前，大多数专家对癌症治疗有一个共识，即综合治疗比单一治疗效果好。但是，并不是各期癌症都需要综合治疗，例如早期局限的皮肤癌，单纯手术切除就能治愈，所以美国一年有100多万例皮肤癌都列在另类统计中。Ⅰ期乳腺癌，单纯手术切除的治愈率也可达到90%以上。只局限在黏膜的结直肠癌，仅局部切除也可以治愈，不必动用"十八般武艺"。有些胃淋巴瘤仅用化疗即可治愈，不必"动刀动枪"。晚期胃肠间质瘤患者服用靶向药物——格列卫，亦可获得明显效果，而使用其他化疗药物或放疗几乎都无效，只是浪费金钱而已。

但是，迄今医生面对的癌症患者大多数是中晚期的，往往需要综合治疗。关键是要规范地、科学地综合应用多学科治疗手段，以求最佳治疗效果。具体而言，就是根据患者的身心状况、肿瘤的具体部位、病理类型、病期和发展趋向，结合细胞分子生物学的改变，有计划、合理地应用现有的多学科有效治疗手段，以最适当的经济费用，取得最好的治疗效果；同时最大限度地改善患者的生活质量，即从机体与癌症两方面强调个体化治疗，体

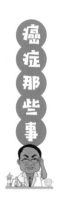

现了成本-效益的社会医学观点和治疗效果与生活质量并重统一的原则。

记得有一例晚期乳腺癌患者，经过新辅助化疗后，肿瘤明显缩小，随即接受了根治性切除术，术后病理证实肿瘤属于激素依赖性（雌激素受体阳性），经辅助化疗后再辅以内分泌治疗，患者竟然无瘤生存了15年。类似这样成功的综合治疗案例，临床上并不少见。相反，有一例晚期乳腺癌患者被外科医生确诊后，立即被施以根治性切除，术后施以放疗，但在放疗期间出现多处骨转移，然后医生又单纯用外照射对付骨转移，直到患者全身衰竭而死。后者花费虽多，但得不到理想效果，钱也算是白花了。

治疗癌症，非得倾家荡产吗

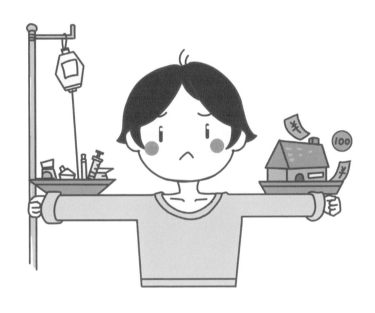

　　癌症，历来是一个让人恐惧的名词，同时也是我国城市居民的首要死亡原因。

　　一旦患上癌症，患者一方面要在死亡线上苦苦挣扎，另一方面常被高昂的治疗费用逼得走投无路，甚至变卖家产、全家举债。

　　难道治疗癌症非得倾家荡产？在癌症治疗的巨额费用中，哪些是值得花的，哪些又是花得冤枉的？手术治疗、放疗、化疗、

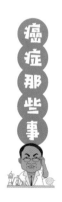
中医中药治疗，癌症患者该怎样抉择？

什么情况下选择手术治疗？

"手术治疗还是保守治疗"，这是癌症患者面临的第一个抉择。但是，对于不具备相应医学知识的普通大众而言，这无异于进行一场没有把握的赌局。

对此，专家的意见有时也有分歧。外科医生往往会倾向于手术治疗，而内科医生及中医师则往往主张保守治疗，这常常会令患者感到无所适从。不过，对于一些特点鲜明的疾病，主流医学界还是有比较统一的观点：比如对于肺部肿瘤，根据肿瘤大小和位置一般推荐采用微创局部切除或肺叶切除术；如果是年老体弱者或合并其他严重疾病者，就不适宜手术治疗。对直径小于3厘米的早期小块肝肿瘤，一般医生都建议手术治疗，因为治愈的可能性比较大；如果是直径大于5厘米者，多数医生建议先行新辅助治疗，然后做手术治疗。

究竟哪些情况下应该手术？以下三种情况适宜手术治疗。一、对于大多数早期及一部分中期恶性肿瘤，手术应作为首选的治疗方案；二、经过新辅助化疗或放疗，一些中晚期肿瘤降级减期，也可行手术治疗；三、一些晚期肿瘤患者，为缓解局部压迫症状，可行减状性手术。

不过，手术前要严格评估手术适应证，对全身状况差、不能耐受手术打击的患者，以及病灶局部扩散、广泛粘连和远处转移的患者，单纯手术无法起到缓解病情的作用，反而可能加速患者病情的恶化或成为肿瘤进展的刺激因素。

另外，器官移植手术日趋成熟，病例逐年增多，遗憾的是对手术适应证的把控还不够严格。曾有一位门脉有癌栓的患者接受肝移植手术，术后一个月便发现移植肝脏的肿瘤转移病灶。这样的肝脏移植到底有多大意义呢？

 ## 什么情况下可以做放化疗？

"生命不息，化疗不止"，这句话生动反映了一部分医生不顾患者的身体耐受性而一味化疗的做法。对于已经明显处于恶病质、身体极度衰竭的患者，或双肺广泛转移、已经使用呼吸机的患者，仍一味做化疗，这样的化疗显然不恰当。

肿瘤的治疗应当以提高患者生活质量为核心，选择个体化的治疗方案。有些癌症处于早期时，单用手术治疗就可治愈，不必再加放疗或化疗。例如早期皮肤癌、声带癌，手术治愈率已接近100%。

那么，什么样的化疗算是"过度"？一般来说，医生会采取一线化疗方案2~3个周期，如果效果好，可以继续用到6个周期。如果一线化疗方案不起作用，可以采用二线化疗方案。但是，如果一线、二线和三线化疗方案都不起作用的话，就不能"一条道走到黑"了，这时若执意继续化疗，结果只能是患者"花钱买罪受"。因为此时就算是肿瘤缩小一点，患者也会因化疗药物对自身造血、免疫、消化等系统造成的损伤而降低生活质量。这个时候，与其化疗，还不如对症处理。再譬如，肺癌术后

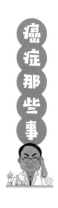

的辅助化疗，按国际相关规定是4～6个周期，如果化疗超过6个周期，就是过度，对患者没有任何好处，相反，还会有害处。

放疗，对于肿瘤的治疗有着广泛的适应证，除了一些对放疗不敏感的肿瘤（如恶性黑色素瘤），基本上均可进行放疗，部分肿瘤还可以取得根治的效果。一些晚期肿瘤经过局部放疗，可以起到缓解症状、减缓肿瘤发展的作用。但是，放疗在杀灭肿瘤的同时，也可能产生较难恢复的后遗症，如：严重的骨髓抑制，鼻咽癌患者的声嘶、咽干、咽痛，胸部放疗引起的放射性食管炎、气管炎等。如不采取及时的预防措施，一旦产生后遗症，患者则需要长时间的恢复，对其生活质量会造成比较大的影响。

看不见的"刀"，伤人还花钱

我们常常可以在媒体广告上看到"γ-刀""X-刀""质子刀"等字眼，它们其实同属于"立体定向放射"，因为能对局部病灶施以单次大剂量照射，达到类似外科手术的效果，故得名"刀"。但是，如果应用不当，反而会使这种"不开刀即可治疗肿瘤"的手段，变成"伤人不见血的刀"。

这些"刀"虽然都顶着"高科技"的光环，却并非万能。比如，它们对于一些较大的或病变部位广泛的病灶，治疗效果并不理想，仅能使一些病灶缩小或消失，对减轻患者痛苦和延长寿命不能起到任何作用。

这些"刀"虽然不是真正的刀，但它们所引起的放射性损伤也不容忽视，有时候它们不仅不能减轻患者的痛苦，反而会带来新的痛苦。如在垂体瘤的治疗中，可能造成患者视神经损伤，导致失明。在躯体肿瘤的治疗中，会造成肺损伤、肝脏损伤、胃肠道穿孔等情况。此外，有些肿瘤根本不适合应用这种立体定向放射治疗，如恶性淋巴瘤、精原细胞瘤等。

现在，个别医疗机构盲目追求经济效益，追求成本回收，无限制地扩大这种立体定向放射治疗的适应证，不仅增加了医疗开支，还让患者花了冤枉钱。因此，要慎重选择进行立体定向放射治疗，不可盲目应用。

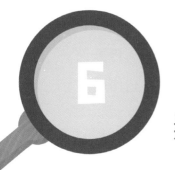

过度治疗：
是救命，还是催命

2006年6月初，包括我国在内的全球数千名肿瘤科专家汇集在美国亚特兰大，出席第42届美国临床肿瘤学会年会。这是全世界规格最高的肿瘤论坛。

会上，世界顶尖的美国哈佛大学医学院肿瘤专家发表了研究报告，提出结论：越来越多的晚期癌症患者在临终前还在接受化疗或其他对身体损害极大的治疗，这些治疗对他们来说，可能弊大于利。

专家对在1991—2000年死亡的215 488名癌症患者的最后治疗状况进行了调查。调查发现，在1993年，近10%的晚期癌症患者，临终前2周还在接受化疗；到1999年，这个百分比数值增加到了将近12%。调查还显示，临终前1个月，还在重症监护室（ICU）接受化疗的患者比例，从7.8%增加到了11%。

与此遥相呼应的结果是，我国也有资料显示，15%的晚期癌症患者在过度治疗和不合理治疗中加速死亡。

目前，是否对晚期癌症患者继续放化疗，这个临界点有时

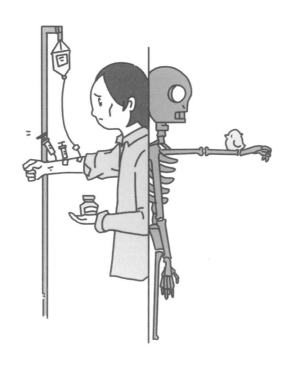

较难把握。继续放化疗，患者可能无法承受，也可能病情好转，这个分水岭在哪，较难判断。比如，有些晚期癌症患者发生骨转移，疼痛剧烈，这时若不用放疗就很难止住疼痛，所以晚期癌症患者若行放疗能缓解症状，还是必须考虑进行放疗的。当然，如果放疗将严重影响患者生活质量，使其身体状况迅速恶化，这时必须放弃放疗。总之，这个问题很复杂，不能一概而论。

　　一个患者在多个科室之间流转，在肿瘤科是一种很正常的现象，不能与过度治疗画等号。进行手术切除肿瘤后，也许由于某一小块肿瘤在手术中无法切除干净，患者真的有必要去做介入治疗（即术后栓塞化疗）；也许进行介入治疗之后，患者真的有必要再去做放疗；也许到一定阶段，患者该去某科治疗……如果按照正确的规范和指引来做，即使患者在多个科室之间流转，

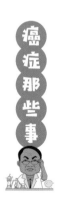

一般也不容易出问题。从理论上讲，治疗手段本身对患者都是有用的，关键是医生要见机行事，及时对患者的身体状况有一个科学、客观的评估。如果"折腾"之后，病情好转，就可以继续"折腾"，但如果"折腾"之后，患者情况恶化、生存质量下降，那就要及早停止"折腾"。

比如直肠癌患者，在手术之前往往要进行放化疗；待患者休息几周后再进行手术，做完手术视患者情况再给予化疗。只要化疗是对患者有好处的，而且患者自身又承受得住，这种"折腾"也是应该要考虑的。如果放化疗之后患者情况不佳，身体承受不住了，再坚持做手术，或是手术恢复期还没过，就要做化疗，这种"折腾"很可能是要命的。

另外，晚期癌症的治疗不等于过度治疗。对晚期癌症患者是否施行放化疗，这要根据其生存率、生存质量来决定，也要考虑患者及其家属的意愿。是"好死不如赖活"，还是"赖活不如好死"，选择哪种，见仁见智而已，不存在对错。

治疗不足：
逗着肿瘤玩，玩死的是谁

在癌症治疗中还有一种情况，并不是治疗过度，而是治疗不足。

我国癌症患者化疗剂量普遍偏低，相当于"逗"着肿瘤细胞玩，易产生抗药性，给后面的治疗带来困难。钱也花了，罪也遭了，时间也耽误了，最后什么也没得到。

以乳腺癌为例，其化疗分两种情况，一种是复发后转移的治疗，另一种是手术切除后的预防治疗。目前对于手术后的预防治疗，药物越选越贵、越选越新，费用也就越来越高，然而使用的剂量却很不标准，最终导致患者金钱花了很多，医药资源也浪费了很多，但却没有取得应有的治疗效果。另外，适应证的选择也有过度的情况，如淋巴结转移阴性的患者，国际上一般不选择紫杉类化疗药，但我国往往会选择这些药，然而用量又不够，实际上没起到作用。

具体来说，治疗不足一般有三种情况：第一是选药档次过

第一章 科学抗癌

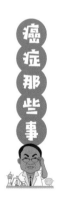

高，一下子就给患者上天价药，大部分患者用不起；第二是用量偏低；第三是治疗周期偏短。我们认为，对于一个复发转移的患者，主要治疗要跟着疗效走，疗效才是金标准。我们并不一定要追求肿瘤缩小，而是在保证患者拥有良好生活质量的前提下，能够保持肿瘤稳定不变，这也是我们治疗过程中追求的目标之一。研究发现，肿瘤稳定不变6个月以上的患者，生存情况与完全缓解或部分缓解的患者是一样的。我们不用花费很大力气，也不需要花费很多金钱，只要将肿瘤稳定住就行了。这也告诉我们，不需要频繁换药，不要治疗了一两个月后，一看肿瘤没有多大变化，就立马换药。频繁换药，钱花了很多，药也用了，最后却没什么疗效。其实，只要肿瘤患者承受得住，疗效也算可以，生活质量尚好，就该继续用原来的药物治疗。

对复发转移的患者，用药的时间长短有三条标准。第一，要看疗效好不好；第二，要看患者是否能够耐受，能耐受，生活质量尚好，就可以用下去；第三，再好的药也不是一用就能见效的，所以还要考虑患者的经济承受能力。经济承受得住，身体也承受得了，疗效也还可以，就不要停药。

手术治疗后的辅助治疗，即预防性治疗，因为看不到实际疗效，术后有的会说吃中药好，有的会说做化疗好，究竟哪个好？那就必须根据循证医学的材料来判断。所以说，必须是"辅助治疗跟着文章走，解救治疗跟着效果走"。所谓"跟着文章走"，意思就是跟着循证医学的报告走，即有文献报道的，确实有人验证过其科学性的。我说的文章是全球的、国际的、多中心的、随机双盲试验得出的、可信性强的大组材料，绝对不是目前某些人

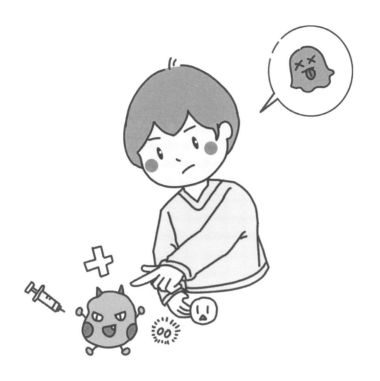

编造出来的材料。

　　而解救治疗，就不必细究循证医学，主要是跟着每个患者的疗效走。所以，最后选择哪种方案，要根据疗效的高低、不良反应的轻重，以及患者的经济承受能力大小等来综合判断。

　　此外，还要考虑患者的经济情况。很多药物的疗效是好，但患者吃不起；或者患者把房子卖了，只用了一次药，第二次药就因没钱而无法继续用下去了。再好的新药，用一次也不能见效，更不能巩固。因此，要全面考虑患者的综合情况，如年龄、病期、体质等，还要考虑患者并不是一次性治疗，而是一辈子的长期治疗，以后的路还长着呢！也许某个药的疗效的确很好，但可能一下子就把患者的钱给耗完了，接下去的治疗没有保障，那最后也是白花钱了。所以，不能急于求成，必须全面考虑。

警惕那些治癌"药神"与"神药"

打开电视机、收音机，翻开报纸杂志，各种治疗肿瘤的产品广告可谓铺天盖地，它们都或明或暗地宣称自己可以治疗各种癌症，这些产品或是家传秘方，或是某"肿瘤专家多年临床结晶"，或是经过高科技提炼的新产品。

江湖游医，害人不浅

下面给大家介绍我曾经接诊的一位患者的真实经历，或许能为大家敲响警钟。一位身患乳腺癌的女性患者听信一个江湖游医的宣传，声称一个月内不用开刀即可治好她的癌症，方法是一手挤捏患侧乳房、一手牵拉舌头，患者会不断流涎，亦即"排毒"，再辅以每天一剂价值数百元的中药。结果一个月下来，患者花费了几万元，癌瘤不但未见消失，反而增大，乳房皮肤潮红、肿瘤浸润。这时，患者已无力支付正规主流治疗的费用，何其悲惨！这样的江湖游医简直就是"谋财害命"。

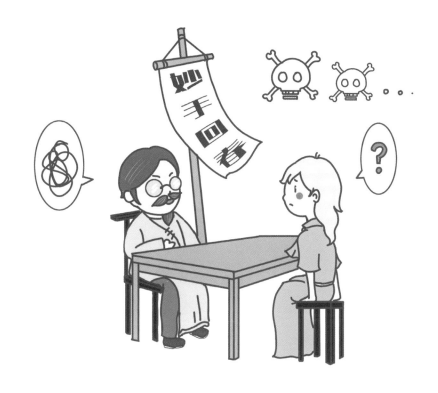

被神化的灵芝

灵芝类抗癌药，是否真如广告说得那么灵验？灵芝作为配角，为何掏空了患者口袋中所有的钱，他们仍心甘情愿？

灵芝本是一种很好的中药，临床运用表明，选择合适的灵芝菌株、讲究合理的使用方法（主要是提取方法），灵芝临床抗癌的效果优于一般的中药。

但是灵芝可以较好地抗癌，是建立在科学研究与临床观察基础之上，借助了相应的现代科技手段萃取的结果。灵芝产品系列甚杂，不同的提取方法及不同的成分特点，以及相应的配伍，与其他肿瘤治疗手段的有机结合，都是影响其抗癌功效发挥的重要因素。可以明确地说，单一的灵芝粗制品并无显著的抑癌效果。

第一章 科学抗癌

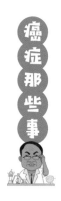

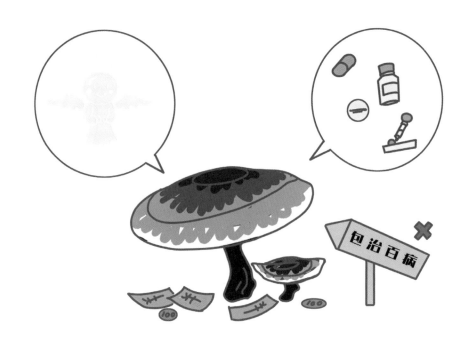

在经济许可的情况下，灵芝在癌症康复期使用是可以考虑的，但作为主要治疗手段是不行的。

有商家说患者吃了灵芝孢子粉后肿瘤消失了，这种说法没有经过严格的临床试验，缺乏可信的数据。譬如，有些灵芝相关的"健"字号保健食品，摇身一变，成为"准"字号的药品，每盒千余元，只能服5天，算下来每天要花费几百元。很多患者花了几万元，肿瘤仍然存在，等到肿瘤医院安排正规的主流治疗方案（手术、放疗、化疗）时，患者已经囊空如洗。靶向药物格列卫（一种可治疗胃肠间质瘤、慢性粒细胞白血病的药），一天的药费虽然要800多元，但对特定类型的胃肠间质瘤，有效性可达到80%～90%，这800多元算花得值。两相对比，大家应该知道哪一个是花了冤枉钱。

用靶向药 "熄灭" 肿瘤这盏灯

坊间流传着这样一句话："在十个死亡的癌症患者中，五个是被吓死的，三个是被毒死的，一个半是被治死的，只有半个是真正病死的。"

此话虽显夸张，却从侧面道出了传统癌症治疗面临的困境和尴尬。长期以来，人类治疗癌症的主要方法是细胞减灭疗法，即通过手术把肿瘤切除，通过放疗把肿瘤"照"死，或通过化疗药物把癌细胞杀灭。这些治疗方法，尤其是放化疗，是一种"机关枪扫射式"的治疗，癌细胞被杀死的同时，正常细胞也被杀灭，玉石俱焚，而且不良反应往往相当严重，患者的体质、免疫功能、骨髓造血功能、肝肾功能大受打击，不少患者的身体也在治疗过程中加速崩溃。

那么有没有一种特异性的药物，专门瞄准癌细胞，在杀灭癌细胞的同时，又不会损伤到正常细胞呢？靶向药物的出现，对肿瘤的治疗无疑是一场翻天覆地的革命。科学家将那些特定的、

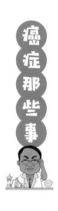

与癌症产生和肿瘤生长有关的分子，称为"分子靶点"。靶向治疗，实际上属于病理生理治疗，也就是封闭肿瘤发展过程中的关键受体和纠正其病理过程。由于靶向药物能直接命中癌细胞，有别于乱枪打鸟式的传统放化疗，减少了对正常组织的伤害。接受靶向治疗的患者，一般不会出现化疗过程中常见的脱发或白细胞水平下降等不良反应。靶向治疗与化疗联用，比单独使用其中一种治疗方式的效果要好。

如果把肿瘤比作一盏灯，要将其"熄灭"，手术、放疗、化疗等方法就是"砸烂灯泡"，结果两败俱伤，而靶向治疗则相当于"切断电源"。

在靶向药物中，比较出名的有格列卫、赫赛汀、易瑞沙等，可是其产生特效的背后，随之而来的是"天价"药费。

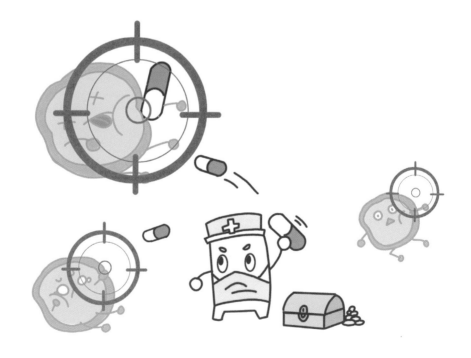

临床上，格列卫要23 500～25 500元/瓶，有段时间甚至卖到28 000元/瓶，而且一瓶药只够吃一个月，算下来，一天的药费就达800多元，很多人吃不起。但此药对治疗胃肠间质瘤非常有效，对慢性粒细胞白血病的治疗效果也相当好，它是目前靶向治疗中最成功的药物。唯一的缺点就是药费高昂。我有个患者服用格列卫4年多，仅仅花在这个药上的钱就是100多万元。吃不起这种药的患者，有的中途自行减量甚至停药，结果被抑制的肿瘤复发，再用药时就出现了耐药。

治疗大肠癌用的靶向药西妥昔（C225），每个月的治疗费用要八九万元；治疗肺癌用的易瑞沙高达550元/粒，据说降价之前甚至要800多元/粒，每天1粒，用药时间长达6个月。

也许我们不得不面对疾病的侵袭，但是，很多患者和家属对治疗包括疗效、费用、不良反应等都不甚了解，要想治疗费用花得明明白白，治疗前、治疗中、治疗后不妨多与专业医生沟通。如今医保政策越来越好，很多靶向药也被纳入了医保药品目录，已经慢慢不再属于令人望而生畏的"天价"药。

第一章 科学抗癌

误诊都是医生的错吗

众所周知，正确诊断是有效治疗疾病的第一步。诊断这一步出了问题，就好比"一步错，步步错"，再怎么治疗也是徒劳。误诊是客观存在的。那么，哪些疾病易被误诊？普通患者为避免误诊，又该做些什么呢？

"十人九痔"，最易引起误诊

常言道"十人九痔"，确实，痔疮十分常见，且常伴有血便。因此，人们常常把便血归咎于痔疮，而忽略了肠癌也有便血症状。因此，肠癌被误诊的病例屡见不鲜，特别是年轻的肠癌患者，在某些地方的误诊率高达70%。

我有一个患者3年前发现自己便血，以为是痔疮，去医院检查的时候又因为害羞，拒绝医生做肛门直肠指检，一直当作痔疮治疗。便血症状持续半年多后，她感觉症状加重了，再次去医院检查时，却被确诊为直肠癌，而且已经失去保肛手术的机会，只能做全切术，终身要戴一个人工再造的排便口，以便大肠的排泄物排出。

从此，她每天要花很多时间清理粪袋，为了掩盖异味，她不得不喷上气味浓重的香水……这一切，都源于那一次误诊。

痔疮便血和肠癌便血确有相似之处，但医生是可以区分的。凡有便血，都应及早就医检查，不要"自以为是"，耽误诊治。如果医生提出做肛门直肠指检，患者应积极配合，并最好做肠镜检查和组织活检以辅助确诊。为早期发现肠癌，专家建议40岁以上人群每年接受一次肠镜检查。

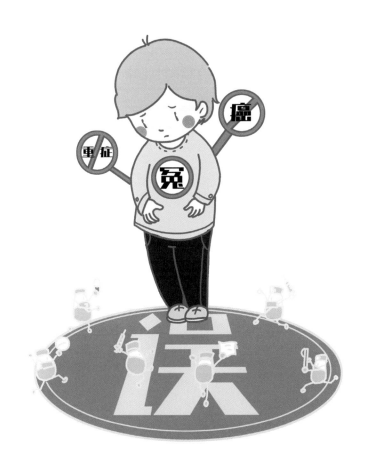

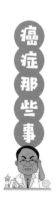

患者的配合是正确诊断的关键因素之一

事实上，误诊在全球都是无法避免的。英国学者维农·科尔曼（Vernon Coleman）在其著作《别让医生杀了你》中提到，2006年，美国有近10万人因误诊而死亡，这个数字超过了凶杀、交通事故和绝症造成的死亡数。

虽然此后有不少医学专家出面解释误诊并非有些人形容得那样可怕，但误诊是客观存在的，一些症状多变的疾病确实存在相当高的误诊率。

有人说，误诊是医生的责任，普通患者只能听天由命。其实不然，患者的配合也是正确诊断的关键因素之一。如果普通患者具备一些疾病的相关知识，就能更好地理解医生的意图，配合医生的问诊和完善相关检查，对正确诊断大有裨益。

警惕！
胆囊癌容易被误判为肝癌

什么是胆囊腺癌？为什么医生容易把胆囊腺癌诊断为原发性肝癌？话还得从胆囊说起。

胆囊是紧贴肝脏下方的梨形小袋，大小约6厘米×2厘米×2厘米，容量为40～60毫升。它主要贮存和浓缩来自肝脏分泌的胆汁，参与消化过程。胆囊可分为底、体、颈和胆囊管四部分，

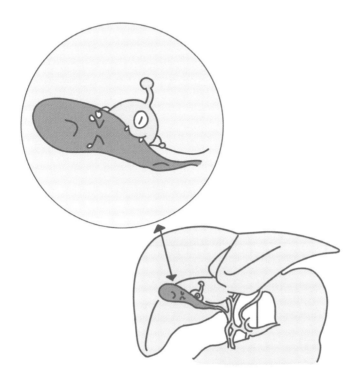

第一章 科学抗癌

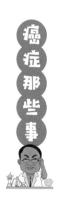

其体表投影相当于右侧腹直肌外侧缘与右肋弓的相交点，医生常称之为胆囊点。胆囊出现病变时，此点压痛明显。

胆囊病变以胆囊炎和胆石症最常见，诊断并不难。然而胆囊癌变——胆囊癌则难以早期发现和早期诊断。胆囊癌好发于胆囊黏膜，以腺癌为主，称为胆囊腺癌，占胆囊癌的71.1%～90%，少数胆囊癌为鳞状细胞癌。事实上，胆囊癌并不少见。早在1777年，斯托尔（Stoll）首先报告了胆囊癌，指出胆囊癌是致死率非常高的恶性肿瘤。有资料表明，胆囊癌在人群中的发病率为2.5/100 000，居消化道癌症发病率的第五位。在所有切除的胆囊标本中，有1%～2%是胆囊癌；在癌病死亡尸检中，胆囊癌占2.4%。可见，胆囊癌也是危害人类健康的常见病之一。

胆囊癌多在女性中发生，男女发病比例为1∶3。胆囊癌的发病率在相当大程度上随年龄增长而增加，50岁以上人群占发病人数的90%。究竟什么原因会引起胆囊癌，至今还未明确。不过，有很多研究资料表明，胆囊癌的发病与饮食、细菌感染、寄生虫感染、胆囊炎和胆石症等有关，特别是胆囊炎和胆石症，它们会引起胆囊黏膜的上皮细胞化生、增殖和不典型增生，最后导致癌变。所以，凡是50岁以上的中老年人，特别是女性，有胆囊炎或胆石症病史者，应注意追踪观察，使胆囊癌能够早期发现和早期诊断，以便及早进行手术治疗。

由于胆囊癌贴着肝脏，所以很容易直接侵犯肝脏，也容易经胆道、血液通道转移至肝脏，并常常转移到肝门等部位的淋巴结，造成诊断和治疗上的困难。我国伟大的革命先行者——孙中山先生一直被认为死于原发性肝癌，实质上是由胆囊癌转移至肝脏引起转移性肝癌而致死的。

胆囊癌的临床症状主要是上腹部疼痛、黄疸、恶心呕吐、体重下降，大约有一半患者右上腹可扪及胆囊肿块。目前，诊断胆囊癌，主要依靠临床表现、胆囊造影、超声波、计算机断层扫描仪（CT）扫描和磁共振检查。近年来，有人用细针穿刺胆囊取得标本做细胞学检查，用作手术前确诊。由于本病较隐匿，早期无特殊症状，就算有症状也常被误认为胆囊炎，加上患者和医生对胆囊癌的警惕性不高，术前能正确诊断的不足10%。更多患者是行腹部手术时无意间发现或切除胆囊后才检查出胆囊癌。现今，虽然医学技术水平已明显提高，诊断手段也很先进，但对胆囊癌的早期诊断和治疗尚且如此困难，这就不难理解当时医生为何错把孙中山先生的死因归于原发性肝癌了。

在胆囊癌的治疗上，仍以手术切除为主，可惜目前大部分患者的胆囊肿块已超出手术切除的可能范围，仅有不足10%的患者的肿瘤仍局限于胆囊。在治疗上，手术辅以放疗、化疗可能有一定作用，但单纯化疗和放疗的效果都很差，术后5年患者生存率不到10%。因为胆囊癌常隐匿于胆囊炎或胆石症之中，造成诊断困难，所以有人认为上了年纪的人，胆囊炎症状明显的，还是要争取早期行胆囊切除术为宜，这样既可以治疗胆囊病变，又可以预防胆囊癌变或利于早期发现胆囊癌。

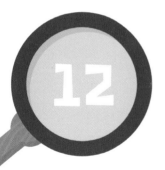

12 对付癌症，还是综合治疗好

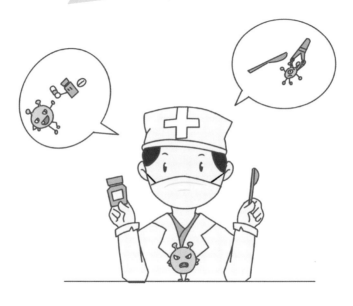

　　林女士是某公司的老总，前段时间大便次数明显增多，原来一天解一次，现在一天解两三次，而且总觉得大便解不净，有时便纸上还有少许血迹。她的丈夫是一位名中医，认为她只是大肠湿热，于是天天煲祛湿热的汤水给她喝。林女士连续服用一个月后，其症状未见减轻。恰好进行一年一度的体检，林女士向体检医生讲述了其大便习惯改变和间有便血的症状。医生给她做肛门直肠指检时，发现手指可以摸到其直肠有一个溃疡型肿块，质硬，指套还带有血迹。医生初步考虑林女士患了直肠癌。

直肠癌？！林女士起初完全不敢相信。体检医生告诉她："这仅仅是临床考虑，必须取一些直肠肿块组织做病理检查才能确诊。"林女士告诉丈夫后，她丈夫却在电话中叮嘱："千万不要做活检！如果真是癌症，活检会使肿瘤扩散。先吃药再作打算。"

这样又过了三个月，林女士大便症状越来越重，有一天突然肚子剧痛，上厕所又解不出大便，送急诊检查后，被诊断为直肠癌伴急性肠梗阻，必须马上手术，否则会有生命危险。

就这样，丈夫眼睁睁地看着爱妻被推入手术室，心里后悔不已。早知如此，三个月前做活检后择期手术该有多好啊！幸好手术很成功，不需要做人工肛门。林女士住院两周后出院了，以前的大便症状也消失了。

这样的例子在肿瘤医院屡见不鲜，有些人盲目认为得了肿瘤千万别动刀，否则会引起肿瘤扩散；还有些人认为目前医学发达，不动刀也能治好肿瘤；更有些人认为反正晚期肿瘤无法治好，何必白挨一刀。

其实，这些想法都陷入了误区。外科手术治疗肿瘤有悠久历史。早在1809年，美国医生麦克道尔为一位妇女切除10千克重的巨大卵巢肿瘤，揭开了肿瘤外科治疗的新一页。之后，随着麻醉、无菌技术和抗生素的问世，外科切除胃癌、乳腺癌、肠癌、肝癌、食管癌、肺癌等肿瘤的治疗效果越来越好，使癌症患者术后短期内可以康复。目前，大约90%的肿瘤需要外科参与治疗，80%的癌症患者需要以外科手术为主的综合治疗。一般而言，实体肿瘤基本上都需要外科手术治疗。有的癌症如鼻咽癌，由于解剖学的原因，部位隐匿，不宜手术，只宜做放射治疗。癌症手术

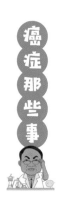
通常比较复杂，所以术前必须明确诊断，常常需先做活检，活检诊断后即进行相应的根治性治疗，一般不会造成危害。

常见癌症如食管癌、乳腺癌、大肠癌、宫颈癌、胃癌等，早期手术后5年内的治愈率都达90％以上，至今没有一种治疗方法能完全代替手术治疗。现在生物学治疗（免疫治疗）方兴未艾，即便被视为"癌症第四疗法"，也只是综合治疗中的配角而已，目前还不能单靠生物学治疗达到治疗目的。今后的发展如何，还需要展开深入研究。

至于晚期癌症要不要手术，这要视具体病情而定，晚期癌症常以药物治疗为主，但是晚期癌症出现的一些症状，需要手术才能缓解，如：大出血需要手术止血；喉头梗阻需要气管切开；肠梗阻需要剖腹做短路手术或人工肛门；肿瘤巨大的，放化疗效果差，需要做肿瘤减积手术……像上述例子中的林女士患有直肠癌伴急性肠梗阻，如不及时手术，也会断送生命。

目前癌症的治疗效果好坏在于早期发现、早期诊断和合理治疗，千万别讳疾忌医、自以为是，甚至"误入歧途"。医学是逐步发展起来的，新的治疗方法要通过严谨的实验研究和临床实践逐步建立起来，总得有一个过程。得了癌症，采用什么样的治疗方法，要根据具体病情而定。一般情况下，实体肿瘤（即摸到或看到肿块的肿瘤）以手术治疗为主，尽可能将肿瘤切除，然后配合其他治疗；不适合手术切除的如鼻咽癌，则以放疗为主；非实体性肿瘤如血癌，则以化疗为主。为了防止复发、转移和加快身体康复，癌症手术后可配合化疗、生物学治疗和（或）服用中药。

肿瘤检查不规范会误大事

　　临床上，直肠癌误诊率达39.9％，有的患者出现症状半年都没有检查出来。之所以没有及时发现肿瘤，主要是检查不规范造成的。靠近肛门部位的直肠只有15厘米长，在接诊的肠癌病例中，直肠癌却占50％。在对直肠进行检查时，医生只要戴上手套，涂抹凡士林后对患者进行直肠指检，就可以发现其直肠有没有可疑的肿块，然后进一步做肠镜检查和病理活检，便能确认患者是否患有肿瘤。可是指检这么容易操作的方式，却不被一些医生采用，因此常会导致把一些结直肠癌误诊为痔疮或肠炎等疾病。殊不知，举"指"之劳，胜造七级浮屠啊！

　　曾经，某医院收治了一位患者，通过血管影像介入方法对其进行诊断，血管造影看到肠道的血管异常，就下诊断为乙状结肠癌，然后施行了栓塞剂治疗。结果患者肠道大血管堵塞，出现肠道缺血性坏死，引发腹膜炎，被送到中山大学肿瘤医院后，用肠镜检查，肠镜无法进入，用X线检查，钡剂也无法进入。在征得患者同意后开腹探查，却没有发现肿瘤迹象！显然，第一家接诊医院的检查方法是不符合规范的，没有进行肠镜检查和病理活

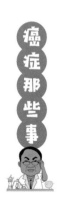

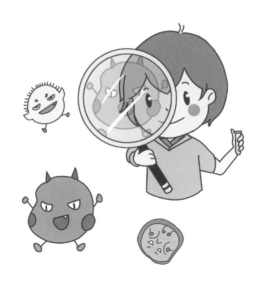

检，就盲目诊断为肠癌。如果第一家接诊医院按规范化诊治，就不会出现这种误诊的情况。

以前对于大肠癌只是采取手术切除的办法，现在证明是不行的。因为肿瘤有转移较快的特性，譬如大肠癌发病往往会转移到肝脏引发肝癌。所以在治疗大肠癌后再进行化疗，可以有效防止肿瘤转移，还有很多治疗手段如生物治疗、中医中药等的综合应用，可以大大提高治疗效果，使患者的生存期得到延长。

肿瘤治疗很重要的一方面是治疗后定期随访。我有一位患者，最先被发现颈部有一个肿大的淋巴结，其余多项检查均无异常，进行淋巴结活检后确认是转移肿瘤，但是肿瘤病灶还没有检测出来，经过八个月的跟踪检查，才确诊为大肠癌。手术治疗后，医生继续定时定期随访，后又及时发现了患者肿瘤转移到肝脏，再治疗后继续随访，结果又发现患者的肿瘤已经转移到骨头中。就这样不断地治疗、不断地随访，患者的身体终于好转起来，现在情况很好。一些医院在肿瘤患者治疗后定时定期随访方面做得很不好或干脆不做，这怎么能算得上规范治疗？这是马虎不得的。

癌症真的可以早期发现、早期诊断、早期治疗

癌症能否早期发现、早期诊断？虽然至今还没有一种特殊方法能够早期诊断所有癌症，但是现代医学是不断发展的，医学一直在进步，我们相信癌症早期诊断是可以逐步实现的。

目前，癌症早诊率相比过去已有很大提高。20世纪50年代，胃癌的早诊率只有3.8％，20世纪60年代上升到16％，进入21世纪达到30％～50％。上海纺织工业局曾报告，通过普查发现，宫颈癌早诊率达到90％，Ⅱ期以上仅占8.2％。浙江海宁县报告，在18万余人的普查中，发现大肠癌75例，其中早期癌有54例（占72％）。广东鼻咽癌在高发地区的早诊率达75％以上。

在人体所患的癌症中，70％以上发生在身体易于检查的部位，例如皮肤癌、乳腺癌、宫颈癌、直肠癌、口腔癌、睾丸癌、甲状腺癌、腮腺癌、骨软组织肿瘤、鼻咽癌等；就算发生在内脏的，如食管癌、胃癌、肝癌等，用现有方法也不难发现和诊断。癌症早期也会有征兆（症状或体征），大家加强学习，也不难发现。

癌症治疗要获得良好疗效，关键在于早期发现、早期诊断和

第一章 科学抗癌

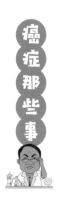

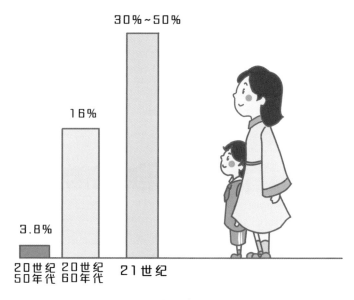

胃癌早诊率

早期治疗。做好癌症的早期诊断，应具备如下三个基本条件：一是普及防癌健康教育，提高群众的防癌意识，群众通过各种宣传方式（报纸、杂志、电台、电视、讲座、墙报、咨询、学习班等）了解癌症早期征兆，主动接受筛查和临床检查；二是医护人员熟悉癌前病变和癌症的早期症状，提高对癌症的警惕性，认真细致地检查受检对象；三是正确运用现有先进诊断技术和科学方法。

随着科学技术不断发展，新的检查诊断方法和先进仪器设备不断产生，例如：影像学检查不断改进更新，除常规X线、B超检查之外，尚有CT、核磁共振（MRI）、正电子发射型计算机断层显像仪（PET）等检查；肿瘤标志物如甲胎蛋白（AFP）、前列腺癌特异抗原（PSA），EB病毒抗体如VCA-IgA、EA-IgG，以及去氧核糖核酸（DNA）酶等，对肝癌、前列腺癌或鼻咽癌的早期诊断都有重要价值。

提高生活质量，
不再做癌痛 "忍者"

疼痛是一种最常见的患癌症状，晚期癌症患者80％会发生疼痛，其中一半以上有剧痛。癌症疼痛有别于其他类型疼痛，如非癌因素所致的疼痛，癌症疼痛的特殊性表现在：

（1）癌症疼痛多以慢性疼痛形式出现；

（2）由于癌症病情发展，疼痛随时间进行性加重，常伴有暴发性疼痛；

（3）癌症疼痛通常伴随终身，难以治愈；

（4）癌症疼痛比其他疼痛所造成的心理障碍更为严重；

（5）癌症疼痛者常伴有全身器官功能障碍，甚至进食或大小便都困难，常需要生命支持治疗。

癌症疼痛早已受到全世界学者关注，控制疼痛是提高晚期癌症患者生活质量的前提。20世纪80年代，世界卫生组织（WHO）设计和推荐了三阶梯疼痛治疗原则和方法，依照阶梯的概念，将镇痛药分三个层次，根据疼痛的强度依次应用镇痛药物进行施治。三阶梯疼痛治疗原则是：

第一章　科学抗癌

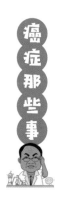
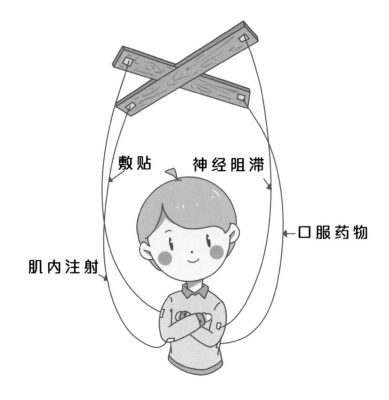

（1）以无创给药为主，具体而言是以口服为主；

（2）按时给药，而不是按需（疼痛时）给药，如果止痛药维持时效是12小时或8小时，则应按每12小时或8小时给药；

（3）按阶梯给药，即按疼痛程度（轻度疼痛、中度疼痛、强度疼痛）给药；

（4）按个体差异给药；

（5）联合用药，即中度、强度疼痛时可以联合使用两种不同类型的镇痛药。

我国自20世纪90年代初期起推行三阶梯疼痛治疗原则，直至现在已覆盖所有专科医院和大部分综合医院的疼痛专业，在临床实践中积累了宝贵的经验，并取得长足进步。首先，多数医务人员对镇痛的观念发生了巨大的转变，对癌性疼痛实施镇痛治疗，而不再只是鼓励患者"忍痛";其次，镇痛方法有所改进，以多元性综合治疗代替单一药物的口服或肌内注射（肌注），目前镇痛方法有口服药物、肌内注射、敷贴、神经阻滞等综合应用。此外，药物研制、剂型改造、中西医结合等方面均有显著成绩。

但是，不可否认，仍有相当多的晚期癌症患者得不到适当的治疗，深受疼痛的折磨。晚期癌症患者大部分不能住在二级以上大医院或专科医院，只能在一级（乡、镇或社区）医疗机构或疗养院治疗，更有些患者只能待在家里，得不到足够的镇痛药，特别是吗啡类药品。疼痛使他们失去了生存的信心，更谈不上改善生活质量。

为了使癌症疼痛患者保持作为人的尊严和获得更好的生活质量，广大医务人员、医疗机构和相关部门负责人都应该提高认识，转变对癌症引发疼痛"无所作为"的态度，由衷地关爱晚期癌症患者，采取有效措施，落实三阶梯疼痛治疗原则和方法，控制疼痛，并协同家属，给予患者强有力的心理治疗和支持治疗。当然，患者本人也应该增强与疾病斗争的信心，以唯物辩证的观点和乐观的精神对待身体的疾病，积极配合医务人员的治疗安排，采取"既来之，则安之"的态度泰然处之，让体内滋生更强大的防御能力，这样才有可能生活得愉快些，也才能谈得上提高生活质量。

谨防冒牌维生素

漫步街头，浏览报刊，会看到形形色色的医药产品广告。要警惕，这些广告宣传的产品里有不少是冒牌货，其中典型的就是维生素B_{17}和维生素B_{15}。

维生素B_{17}又称苦杏仁苷，英文名为Amygdalin。其实，此物并非维生素，而是一种氰化葡萄糖苷，由葡萄糖、苯乙醛和氰化物合成。桃、杏、苦杏仁核内均含有此种成分。近年来，国外有人大肆宣传本品治癌有奇效，但实验室证明其对核糖核酸、去氧核糖核酸或蛋白质合成无明显的抑制作用。临床上也有1 000多份资料证明了它并无治癌的作用。恰恰相反，本品毒性很强，临床上已有报告服用此类药片引起皮疹、头痛、发热、恶心、眼睑下垂、眩晕等，有的人甚至呼吸困难、抽搐，出现氰化物中毒死亡。

维生素B_{15}也不过是一种含有葡萄糖酸钙、氯化钙、二甲基氨基乙酸等物的混合物。曾有人吹嘘它对精神分裂症、肝炎和癌症有治疗价值，但一直未得到科学实验证明。相反，它在人体内的代谢产物有可能会导致体内细胞突变。可见，它对人体有害而无益，美国已明文禁止将它作为食品添加剂。

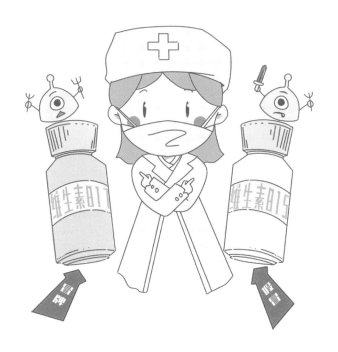

　　那么，究竟哪些才是真正的维生素呢？维生素是机体生长和维持正常细胞及器官功能所必需的一类有机化合物，是人类食物中的必需成分。目前所知维生素共有14种，包括脂溶性维生素，有维生素A、维生素D、维生素E、维生素K，以及维生素A前体——类胡萝卜素；水溶性维生素，有烟酸、维生素B_1、维生素B_2、维生素B_6、维生素B_{12}、维生素C、泛酸、生物素及胆碱。

第一章　科学抗癌

拒绝"癌从口入"，合理饮食可防癌

据专家估计，迄今癌症发生的病因中，有大约35％与饮食密切相关。"癌从口入"大概可分为两种类型：一是直接摄入致癌物质；二是饮食结构不合理，某些营养成分要么过剩，要么过少。

 "癌从口入"：癌症可能是一口口吃出来的

食管癌有明显的地区分布差异，我国太行山脉一带为高发区。学者研究发现，当地居民常吃腌菜，这些腌制的咸菜中含有大量亚硝酸盐，当亚硝酸盐进入人的胃里，遇到蛋白质分解而来的仲胺，会生成可导致食管癌和胃癌的亚硝酸胺。

肝癌是我国常见的肿瘤，多发于东南沿海。研究发现，肝癌的发生与粮食、花生霉变有关，有一种霉菌叫作黄曲霉菌，容易长在玉米、花生上，它所产生的毒素——黄曲霉毒素，是引发肝癌的元凶。这项研究源于1960年英国10万只火鸡死于同样病症的事件，几经追查发现，原来这个火鸡饲养场用发霉的花生粉做饲料，分析这些发霉的花生粉成分后，发现其中含有大量黄曲霉毒素。后来，科学家又成功用黄曲霉毒素在小鼠实验中诱发出肝癌。我国肝癌高发区，如江苏省启东市和广西扶绥县都已证明，当地居民日常摄入黄曲霉毒素较多。当然，肝癌流行还与不洁饮水及肝炎有关，所以，我们提倡预防肝癌要着重于"改水、防霉、防肝炎"七字方针。

进食过多油腻食物，即高脂肪饮食，容易患大肠癌、乳腺癌、前列腺癌、胰腺癌等。大量研究资料表明，大肠癌与脂肪饮食过量有关。高脂饮食导致肠道内的仲胺、石胆酸等物质增加，而这些物质都有促癌、致癌的作用。所以，控制脂肪摄入，不仅有助于预防动脉硬化等心脑血管疾病，也有助于预防癌症。美国实施均衡饮食、控制脂肪摄入、增加蔬菜和水果摄入等措施后，大肠癌的发病率和死亡率自20世纪90年代中期开始下降。我国随着经济发展，大肠癌发病率仍不断上升，以上海为例，每年递增4.2％，比全球每年上升2％还高一倍多。

 肥胖与癌症有关系：胖人更容易患癌

肥胖，总会让人联想到不健康。如果饮食丰富，特别是摄入过多脂肪和淀粉，而极少运动，人就会发胖。过去认为体重增加，"胖"了一点，是健康的表现；但近几十年大量研究证明，超重、肥胖有碍健康，不仅影响体态、影响活动，还会引发高血压、糖尿病、动脉硬化等诸多疾病。

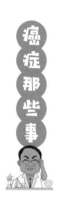

如何界定肥胖程度呢？比较常用的方法是计算体重指数（BMI），公式：体重指数＝体重（千克）÷身高（米）的平方。例如一个人体重65千克，身高1.7米，其体重指数＝65÷（1.7×1.7）=22.5千克/米^2，属于正常范围。亚洲成年人的BMI正常值应为18.5～23.9千克/米^2，24～28千克/米^{2}为超重，大于28千克/米^{2}为肥胖。

从医学角度而言，肥胖确实会带来许多健康问题，尤其是与代谢性疾病相关联。近年，学者注意到肥胖与某些癌症有关，特别是结肠癌、乳腺癌、胆囊癌、胰腺癌、卵巢癌、子宫内膜癌和前列腺癌。美国的调查资料表明，体重超出平均水平40%的男性，其患癌症的死亡风险比正常体重的人增加了1/2，女性则更高。

2001年，国际癌症研究机构会议上报告，肥胖、缺乏锻炼与1/3的结肠癌、乳腺癌、肾癌发病有着密切关系，而减轻体重的确有助于减少癌症（尤其是乳腺癌和子宫癌）的发生。我国学者早就进行过相关回顾性研究，结果显示，结肠癌患者平均BMI值为（24.52±4.56）千克/米^2，高于健康人的BMI值——（23.75±3.14）千克/米^2，且这种差异在40～59岁年龄段尤为突出；另外，男性比女性的差异更显著。

世界卫生组织（WHO）把控制体重、防止肥胖作为预防结直肠癌的措施。临床上，常见结肠癌伴有高血压、糖尿病、痛风、高脂血症。这不仅是临床现象，对结直肠癌的发病机制与糖尿病的内在联系的研究也在进行中。芬兰学者所进行的前瞻性FINRISK研究也表明，结直肠癌的发生与BMI值的增高呈线性正相关。

合理饮食：平衡膳食"八准则"

那么，如何减重防癌呢？主要措施就是合理饮食（即平衡膳食）和多做运动。

现代医学认为，总脂肪水平过高的膳食会增加患肺癌、乳腺癌、前列腺癌、结肠癌、直肠癌的危险性。摄入过多脂肪，一方面会增加热量的摄入量，使总热量超过机体的需要而导致肥胖；另一方面，许多致癌物质都是脂溶性的，存在于脂肪中，即膳食总脂肪和动物性脂肪摄入增加，会增加致癌的机会。

同时也有医学专家研究证实，任何动物脂肪烧焦后都不能吃。像鱼、肉，特别是火烧羊肉串之类的动物脂肪。这些动物脂肪烧焦后，会产生一种有较强致癌作用的物质，它与人体内的脱

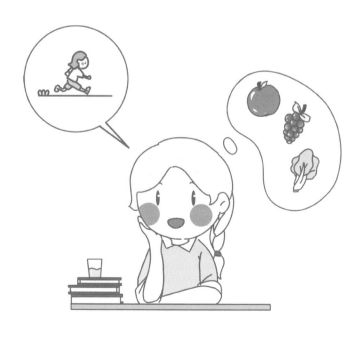

第一章 科学抗癌

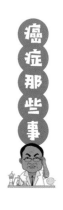

氧核糖核酸结合，能引起细胞突然变异，诱发癌症。

对于如何减少摄取脂肪，世界卫生组织（WHO）的研究人员提倡尽量减少饱和脂肪，也就是动物脂肪的摄入量，要以蔬菜和全谷类食物来代替肉类，这样既减少了来自脂肪的热量，又可以摄取具有防癌效果的植物中的营养。从脂肪—肥胖—癌症的关系进行考虑，控制脂肪摄入可以作为预防肥胖的直接措施之一，对于防止癌症的发生同样具有积极的意义。

我们建议在日常生活中：①少吃或不吃富含饱和脂肪、胆固醇的食物，如猪油、牛油、鸡油、羊油、肥肉、动物内脏、鱼子、鱿鱼、墨鱼、棕榈油、椰子油等；②植物油（包括花生油、豆油、芝麻油、菜籽油等）限量食用，每人每日摄入20～30克（即两三汤匙）即可；③不吃或少吃油炸、油煎的食品；④适量食用含单不饱和脂肪酸的食物，如橄榄油、金枪鱼等；⑤在烹调过程中，避免将动物性食品和植物油过度加热（包括烹调温度过高、加热时间过长等）。

中国营养学会发布的《中国居民膳食指南（2022）》提出了八条平衡膳食准则：食物多样，合理搭配；吃动平衡，健康体重；多吃蔬菜、奶类、全谷、大豆；适量吃鱼、禽、蛋、瘦肉；少盐少油，控糖限酒；规律进餐，足量饮水；会烹会选，会看标签；公筷分餐，杜绝浪费。

漫话大蒜的抗癌作用

大蒜为百合科植物，其鳞茎性温、味辛，具有杀虫、解毒、消积、行滞、健胃等功效。民间用它治疗饮食积滞、泄泻、痢疾、百日咳、痈疖肿毒、虫蛇咬伤等。大蒜含挥发油约0.2%，具有辣味和臭味，内含大蒜素及由多种烯丙基、丙基和甲基组成的硫醚化合物，有强烈的杀菌作用，对葡萄球菌、痢疾杆菌、霍乱弧菌、大肠杆菌、伤寒杆菌、霉菌都有杀灭作用，故有人称大蒜是"地里生长的青霉素"。

据悉，此植物在2 000多年前由西汉张骞出使西域时带回内地，目前全国各地都有栽培，不同地方的俗称不同，故大蒜的别名有胡蒜、葫、独蒜、独头蒜、蒜头、大蒜头和荤菜等。据介绍，古埃及人用大蒜治疗61种疾病，认为士兵吃大蒜后可以增力壮胆；古印度人也经常吃大蒜，认为可以增进智力，使声音洪亮；英国在第二次世界大战期间购买了几千吨大蒜用于治疗士兵的创伤。

至于大蒜的抗癌作用，也早为国内外学者关注和研究。朝鲜人癌症发病率较低，有人认为与他们平时大量食用大蒜的习惯

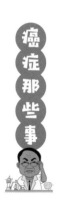

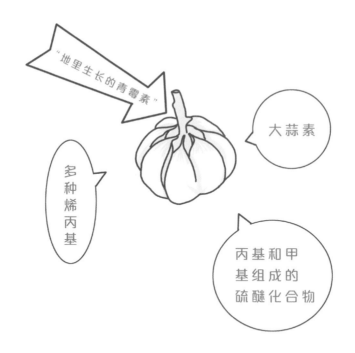

有关。美国学者实验证明，大蒜素可以抑制食管癌和大肠癌的发生。我国湖南医科大学大蒜抗癌研究协作组，在体外试验大蒜对鼻咽癌细胞分裂有抑制作用的基础上，进行了体内抗动物肿瘤试验，结果表明对小鼠网织细胞肉瘤（ARS）、肉瘤180较敏感。湖南医科大学附属第一医院中医科大蒜液抗癌研究协作组，为探讨大蒜注射液对机体免疫功能的影响，观察大蒜注射液对小鼠的影响，通过3批动物试验，证明给药组的吞噬功能相比对照组有显著提高。又有人将大蒜水溶液注入小鼠腹腔，结果表明其对小鼠艾氏腹水癌有一定的治疗作用；给小鼠饲以新鲜大蒜，可完全抑制其乳腺肿瘤的发生。我国民间已有用大蒜治疗肺癌、胃癌、大肠癌、食管癌和宫颈癌的病例报道。

　　大蒜除了有抗菌、抗癌作用之外，还可以降低血清胆固醇、甘油三酯，增加高密度脂蛋白和减少低密度脂蛋白，因而可防治动脉粥样硬化和高血压病。

　　大蒜可以洗净生吃，也可以炒熟吃，还可用大蒜煮糯米粥，作为癌症的辅助治疗手段。但是要提醒食用者注意的是，大蒜久食易伤肝损目，凡阴虚火旺者不宜食用。大蒜食后口气难闻，要解除口腔蒜臭，可以口含当归或细嚼茶叶。

烟草致癌，吞噬生命

 ## 我国每天超2 000人死于吸烟

世界卫生组织（WHO）早就将控烟列为公共卫生工作的重中之重，其列举的一系列数据表明了烟草对人体危害极大：

·吸烟每小时使560人死亡，每天可使13 400人死亡，每年可造成500万人死亡。

·全球烟草消费呈上升趋势。在发展中国家，每10名死亡患者中就有7名死于与烟草有关的疾病；全世界每10名死者中就有1名是烟草致死的。若此等情况不加以改善，到2025年，每年因烟草死亡的人数将达到1 000万左右。

·全球现有烟民13亿人，若不遏止，到2025年将达到17亿人，现在吸烟的年轻人如不戒烟，有50%将死于与烟草相关的疾病。

·90%的肺癌患者、75%的慢性支气管炎和肺气肿患者与吸烟有关，用于处理烟草相关疾病的费用，每年可达2 000亿美元。

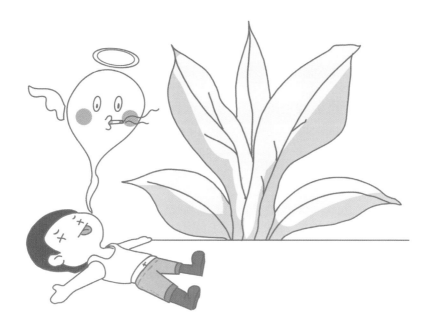

·香烟烟雾中包含4 000余种化学物质，其中60种具有已知的或可疑的致癌性。

·目前全球有125个国家种植烟草，占用400万公顷土地（其中我国占1/3）。

·全球每年生产香烟5万亿支以上，巴西、中国、印度、土耳其和美国的香烟产量占全球香烟总产量的2/3。

·在我国，有些吸烟者将60%的个人收入和17%的家庭收入用于购买香烟。

我国烟草泛滥及其危害性不亚于全球水平，甚至更甚。我国烟民已超过3亿，吸烟导致死亡的人数已超过任何一个国家，每天死于吸烟的人数超过2 000人，预计到2025年增加到每天死亡8 000人。如果目前的吸烟情况持续下去，我国将有1/3年轻人最后死于烟草。

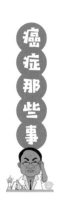

在我国不同城市的不吸烟人群中，肺癌发病率相差很大，可达10倍多；然而在吸烟人群中，死于肺癌的人数始终是不吸烟人群中的3倍。吸烟致病，各地不同，在我国，吸烟的主要危害是肺气肿，45%死于烟草的人是由于患有慢性阻塞性肺病。

吸烟真的致癌吗

烟草给人类健康带来极大的损害，吸烟不仅使呼吸道疾病、心脑血管疾病、溃疡病增加，还会增高肺癌的发病率和死亡率。吸烟与癌症真的有关系吗？

从纸烟流行开始，烟草的危害性就受到关注。吸烟与肺癌有关的报告始于1939年，随后全世界进行了30多次大规模调查，均证明吸烟与肺癌发病率增高有关。据美国统计，一天吸烟40支者比不吸烟者患癌的危险性高65倍；据法国统计，一天吸烟10支者比不吸烟者患癌的危险性高13倍；在英国，吸烟者较不吸烟者患支气管癌的危险性高10倍；在中国，吸烟者死于肺癌的人数始终是不吸烟者的3倍。现有的研究表明，85%的男性肺癌和75%的女性肺癌可归因于吸烟。而且，主动吸烟和被动吸烟均为肺癌的危险因素，有资料指出，吸烟指数（每天吸烟支数×吸烟年数）大于400者为肺癌的高危人群。所以，不吸烟是预防肺癌的最佳措施。

吸烟不仅与肺癌相关，国内外大量流行病学研究认为，吸烟与人类的口腔、咽、喉、食管、膀胱、胰腺、肝、肾等多个部位恶性肿瘤的发生都有一定联系。喉癌的发病与吸烟关系最为密切，喉癌患者中的吸烟者占95%，有吸烟史的喉癌患者的发病年龄比不吸烟者提早10年左右。嗜好吸烟的人易患舌癌，烟酒均嗜好者的口腔癌发病率是不吸烟、不饮酒者的15.5倍，如果舌癌治愈后仍吸烟，发生第二原发癌的机会大大增加。西方国家研究认为，吸烟和饮酒是食管鳞癌的主要危险因素，尤其是两者的联合作用更加危险。吸烟导致食管癌的新发病例占全世界男性新发病例的45%，占女性新发病例的11%。我国食管癌高发区研究也支持吸烟是食管癌发病因素之一的观点。近年来，大规模的病例对照研究结果证实了吸烟是肝癌的独立危险因素，尽管有争议，但世界卫生组织最近指出有充足的证据表明吸烟是肝癌的致病因素之一。

2018年的数据显示，胰腺癌在全球所有癌症中，发病率居第14位，死亡率居第7位。在美国，胰腺癌居癌症死亡率第4位，且有增加趋势。现在一致认为，吸烟是胰腺癌的突出危险因素，危险度随吸烟程度的加深而增加：每天吸烟40支以上的男性，其患胰腺癌的最高危险度可增加10倍，戒烟10～15年后，危险度下降。此外，在对吸烟者的尸检中观察到胰管细胞的增生性改变及细胞核非典型变化，且这种改变与吸烟量呈正相关。

被动吸烟，也会致癌

　　吸烟除了给吸烟者带来危害之外，还会极大地影响周围人群——被动吸烟者。被动吸烟者所吸入的有害物质浓度并不比吸烟者低。吸烟者吐出的冷烟雾中，烟焦油含量比吸烟者吸入热烟雾中的多1倍，苯并芘量多2倍，一氧化碳量多4倍。据国际性抽样调查统计，吸烟致癌患者中的50%是被动吸烟者。最近，世界卫生组织国际癌症中心（IARC）证实被动吸烟患肺癌的危险性增加，环境吸烟是一种可以使人受到伤害的职业危害，所以一再呼吁禁止在公共场所吸烟。国际癌症中心通过被动吸烟的荟萃分析（meta-analysis），证明被动吸烟者患肺癌的危险性增加，该中心彼得·伯耶尔（Peter Boyle）博士强烈支持法国引入在工作场所严格禁止吸烟的规定。

　　据2005年统计，我国被动吸烟者多达5.4亿，其中15岁以下儿童占1.8亿，每年死于吸二手烟的人数已超过10万。被动吸烟场所大部分是家里，也有一部分是工作场所。而且，已有许多统计材料说明被动吸烟会对婴幼儿造成严重伤害，父母吸烟的1岁以下婴儿，患上严重胸肺疾病的机会比其他婴儿高1倍；父母吸烟的孩子，罹患伤风、咳嗽和肺炎的机会较其他孩子高1倍。还有一项调查发现，2 205名儿童出生后5年每年肺炎和支气管炎的患病率与父母是否吸烟有明显相关性：父母不吸烟的儿童的患病率为7.8%，父或母吸烟的儿童的患病率为11.4%，父母均吸烟的儿童的患病率为17.6%。最近世界卫生组织（WHO）公布全球每年有1 000万的1月龄至5岁儿童死亡，死亡的首要原因是肺炎，肺炎又与空气污染相关，香烟烟雾难逃其责。

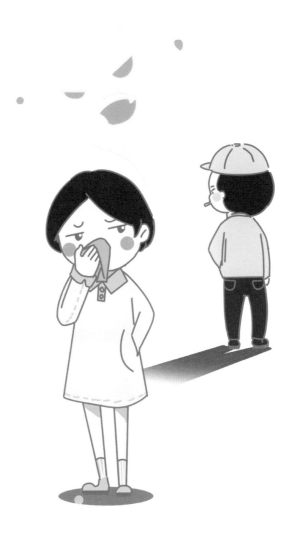

第一章 科学抗癌

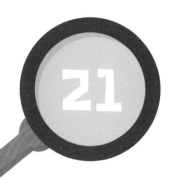

拒绝烟草，
让青少年茁壮成长

目前，全世界10～24岁的青少年约有18亿，他们正面临烟草的危害——烟草商已经把青少年作为兜售香烟的最佳目标。青少年心理发育尚未成熟，人生观、世界观尚未形成，对外界不健康的东西缺乏认识和抵御能力，常常模仿成年人吸烟，并以此为时尚，殊不知吸烟对其身体带来极大的危害。

据调查，25岁以后开始吸烟者，罹患肺癌的危险性为不吸烟者的4倍；20～24岁开始吸烟者，罹患肺癌的危险性为不吸烟者的10倍；15～19岁开始吸烟者，这个数字为15倍；若开始吸烟的年龄在15岁以下，这个数字就高达17倍。香烟中的尼古丁是高度成瘾性的物质，青少年吸烟，十分容易产生终身依赖性。尼古丁还会影响青少年脑血管，加上吸入一氧化碳可使血红蛋白携氧量减少，从而导致其思想迟钝，记忆力减退，学习成绩下降。

除了直接吸烟对青少年健康产生危害之外，被动吸烟（二手烟）同样会对青少年产生毒害。据测定，一口烟雾中含有50亿颗有害尘粒，少年儿童受二手烟毒害的影响最深、最惨重，因为他

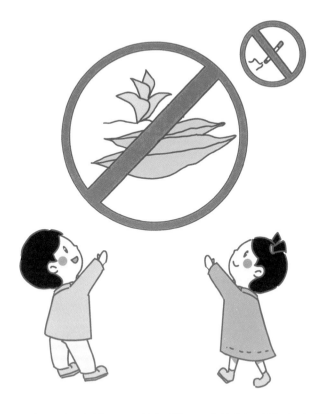

们各系统器官尚未成熟，比较娇嫩，对外界环境有害因素的抵抗力低。在解剖结构上，他们的支气管较直，肺泡容积小，烟雾微粒和有害物质很容易直达细支气管和肺泡，损害肺组织。近期危害是支气管炎、肺炎或哮喘，远期危害是肺癌等严重后果。

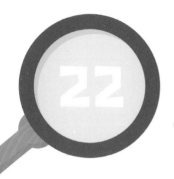

为什么要开展社区人群肿瘤防治

　　社区（community）是一个社会学概念，是若干社会群体（家庭、民族）或社会组织（机关、团体）聚集在某一地域里形成的一个生活上相互关联的大集体。它包括社会有机体最基本的内容，是宏观社会的缩影（微观社会）。在我国，城市里的社区一般是指街道、居委会，农村社区是指乡、镇、村。构成社区的5个要素如下：一是一定数量、质量的人群；二是全体成员从事各种社会活动的地域；三是为全体成员提供生活服务的设施；四是为社区多数成员所能接受的文化背景、生活方式和认识规范；五是一定的生活制度和管理机构。

　　由于自然、社会和历史方面的原因，住在同一社区的人群处于共同的社会环境，具有共同的文化习俗和生活方式。因此，社区是卫生服务的基本单位，也是开展肿瘤防治工作的基本单位。社区是有组织的社会实体，有群众也有领导。社区领导不仅是社会经济生活的组织者，也是城乡卫生服务的组织者、管理者和领导者，他们对本地区人群的健康负责，为开展初级卫生保健、社

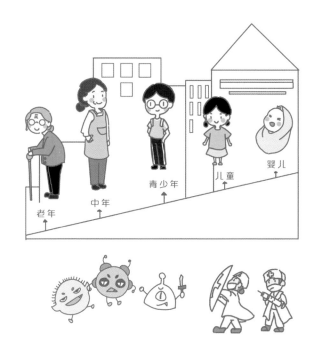

区卫生服务和肿瘤防治，以及改善人们健康提供了组织保证。所以，我们强调肿瘤防治应立足社区。

社区肿瘤学（community oncology）是肿瘤学的组成部分，也是社区医学与肿瘤学的交叉学科。它是指以社区为范围，以社区人群为对象，在生物-心理-社会医学模式的指导下，运用社区医学和肿瘤学理论和方法，研究社区中的致癌因素、总量流行状况及其变动规律、防治对策和措施，以提高人群健康水平和生命质量的一门学科。简而言之，专门研究社区人群肿瘤防治对策和方法的学科，就称为社区肿瘤学。

社区肿瘤学与基础医学、临床肿瘤学、预防医学、社区医学、行为医学、医学心理学以及其他有关学科的相互联系，为预防和控制社区常见肿瘤疾病、促进人群健康、提高生活质量而服务，在保证社会物质文明、精神文明建设和经济发展方面起到了重要作用。

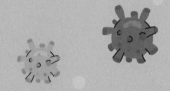
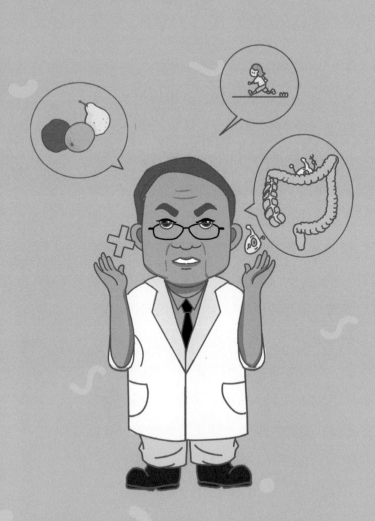

第二章

漫话大肠癌防治

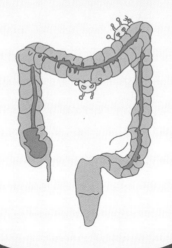

漫话大肠癌，
这些常识放口袋

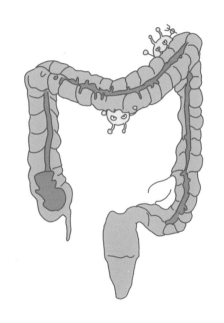

　　大肠癌是消化道最常见的癌症之一，2020年全球新发病例达193万，死亡病例达93.5万，更甚的是发病率不断上升，每年递增2%。但值得庆幸的是，大肠癌的发生和发展过程较长，而且关于其发病因素的研究颇多。目前，我们有能力预防和治疗它，关键是消除发病因素，识别早期表现，早期诊断和早期治疗，简言之，也就是普及大肠癌的防治知识，让人们主动消除致癌因素和积极参与筛查，实现早期发现、早期诊断、早期治疗。

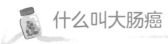

什么叫大肠癌

回答这个问题既简单又复杂。首先要知道大肠在哪里。食物从口进入食管，继而通过胃加以磨碎，部分吸收，但大多数食物残渣还是进入长达5米的小肠进一步消化吸收，未被吸收的残渣则进入大肠第一部分的升结肠，然后到横结肠、降结肠、乙状结肠，再到大肠末段的直肠，最后经肛门排出。一般成年人大肠长度为1.3～1.5米，主要是贮藏未消化的形态如糜粥样的食物残渣，并吸收其中部分水、电解质和葡萄糖，使食物残渣到达降结肠时基本形成粪块。

在大肠任何部位黏膜发生的恶性肿瘤都叫大肠癌。

对于大肠癌最常发生的部位，我国与西方国家不同。在我国，大肠癌最常发生在直肠（占大肠癌50%以上）；而在西方国家，大肠癌则多发生在结肠（如升结肠、降结肠、乙状结肠、横结肠）。但近年来，大肠癌的发病有从远到近、从左到右的倾向，即结肠癌，特别是升结肠癌所占发病比例增加，而直肠癌发病比例减少。

大肠癌有什么表现

大肠癌发生和发展过程较长，许多是从腺瘤衍变而成，所以早期大肠癌无明显症状，不易被人发现。随着肿瘤增大，刺激肠黏膜或者肿瘤破溃出血，甚至肿瘤堵塞肠道或穿破肠道，引起一

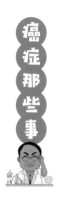

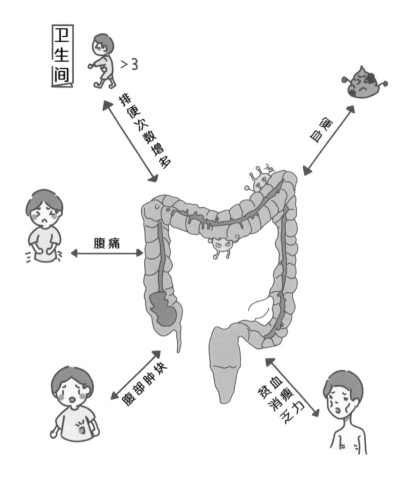

系列严重症状。这些症状可以归纳为如下方面：

（1）大便习惯改变，次数增多或者便秘，或者便秘与腹泻交替出现。一般人每天解大便1～2次，并且比较有规律，要么早上起床如厕，要么睡前如厕。如果原来的规律发生变化，特别是大便困难，或总有大便不尽感，由有规律的每天1～2次变成每天4～5次或更多，或2～3天才能解大便1次，就要引起注意了。

（2）便血。大便带血是大肠癌特别是直肠部位生癌最常出现的症状，主要原因是肿瘤增大，破溃出血。一般便血的量不多，而且肿瘤部位不同，血便的颜色亦不同。位于直肠的肿瘤血便颜色较鲜红，位于升结肠的肿瘤血便颜色则暗红如果酱样。

（3）腹痛，特别是排便不畅的时候。腹痛可能间歇性出现，亦可能持续加剧，如腹痛加剧伴腹胀，肛门排气少或无排气，此时应警惕肠梗阻。所谓肠梗阻，就是肿瘤生长很大，堵塞肠道，使腹痛加剧，此时应尽快就医紧急处理。

（4）腹部肿块。大肠癌增大形成肿块，在腹部可以扪及，一般以右侧腹部扪及较多。升结肠肿瘤可以生长到很大，还不会发生肠梗阻，所以不少患者直到腹部扪及包块才就医。

（5）贫血、消瘦、乏力等全身症状。由于肿瘤慢性出血和消耗体内营养，时间一长，人们就会出现贫血、消瘦、乏力甚至发热等症状。这类症状最常出现在升结肠癌。

此外，医生检查还可以发现肝脏肿大（如果发生肝转移）、锁骨上淋巴结肿大，或直肠指检时扪及直肠腔内肿块。

为什么会患大肠癌

为什么会患大肠癌？医学上就是病因问题。直至今日，我们还不能用一句话回答这个问题。事实上，大肠癌的真正病因尚未明确，但是致病因素方面的研究颇多。

第一个致病因素是饮食，让我们从"病从口入"谈起。很多胃肠疾病是饮食不慎引发的，例如进食不洁食物可以引起胃肠炎甚或食物中毒，进食带有霍乱弧菌的食物可以引发霍乱，进食带有伤寒杆菌的食物可以引发伤寒病，进食带有痢疾杆菌的食物可以引发痢疾。此外，就算食物干净，进食太多也会引起消化

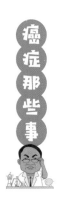

不良。还有，就算进食适量的、干净的食物，也可能因食物营养素不均引起疾病。早年航海水手长期缺乏青菜等食物，出现牙龈出血，甚至死亡。当时很多人以为是"瘟疫"，将患者抛到海里。后来才发现原来是食物中缺乏维生素C而引发的坏血病。新西兰有一项调查发现，大肠癌的发病与牛肉消费量成正比，即进食牛肉多的地区，大肠癌发病率高。后来更多的研究表明，大肠癌重要的致病因素是摄入过量的高脂肪、高动物蛋白、低纤维素食物。在欧洲、北美洲和澳大利亚等地，居民高脂肪、高能量食物摄入多，大肠癌发病率明显高于低脂肪饮食的亚洲、非洲。相关动物实验表明，饲料中脂肪含量增加，动物的肿瘤发生率也会增加——脂肪含量从占热量的2%～5%增加到20%～27%，则动物肿瘤的发生率升高，肿瘤出现时间也较早。若进一步增加脂肪到占热量摄入的35%，动物大肠癌明显增加。因为摄入脂肪过多的食物，脂肪消化不良，和肠内细菌及胆汁类盐相互作用，易产生致癌物质；加上摄入纤维素少，肠道蠕动减慢，大便排泄少，肠内致癌物质浓度高，作用时间延长，刺激黏膜，以致引发肿瘤。

第二个致病因素是部分良性病变，谓之"癌前病变"，包括：

（1）腺瘤：人的肠腔黏膜隆起物称为息肉，其中一类是腺瘤，又叫腺瘤样息肉，这是良性病变。但是随着腺瘤增大，癌变率也升高。

（2）溃疡性结肠炎：一种病因不明的直肠和结肠慢性炎症性疾病，主要表现为腹泻、黏液脓血便、腹痛和里急后重，病情轻重不等，多反复发作。据统计，有3%～5%的溃疡性结肠炎患者会发生大肠癌。溃疡性结肠炎史20年，癌变率为12.5%；病史达30年时，癌变率达40%。

（3）家族性息肉病：又称家族性腺瘤性息肉病（FAP），是一种常染色体显性遗传性疾病，由父母将本病传到下一代，遗传比约为50%，无隔代遗传。肠道可见数以百计或千计的腺瘤。最多见于直肠和乙状结肠。本病的严重性在于癌变，而且不经治疗，几乎100%在50岁前会发生癌变。临床症状主要是间歇性腹痛、腹泻或大便频、大便稀，后期有便血或黏液血便，直肠指检可扪及葡萄样大小不等的息肉。

第三个致病因素就是遗传。5%～15%的大肠癌是遗传的，上述家族性息肉病的癌变率占大肠癌的1%～2%。另一种遗传性大肠癌是遗传性非息肉病性大肠癌（HNPCC），又称林奇综合征，约占大肠癌的4%。此病的特点是肠内息肉不多，发病年龄为45岁左右，同时性或异时性多原发大肠癌较常见，更重要的是具有家族史，家系中至少有2～3人患大肠癌，且有2个为一等亲（即父辈、子辈或同辈）。此病的另一个特点是多数家系的患者发生肠外恶性肿瘤，如子宫内膜癌、胃癌、卵巢癌、胰腺癌、输尿管癌、肾盂癌、皮肤癌、淋巴和血液系统恶性肿瘤等。

此外，有学者研究发现矿物质的摄入与大肠癌发病相关。多种癌症（包括大肠癌）的发病与硒、钼、钙的摄入量呈负相关，而且动物性膳食钙的摄入与降低大肠癌发病风险有关，而植物性膳食钙摄入则与此不相关。还有研究表明，长期或经常处于坐位的职业者患大肠癌的危险性是一些体力活动较多的职业者的1.4倍。缺少体力活动可以增加结肠癌的危险性，肥胖增加大肠癌的

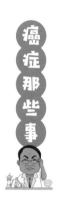

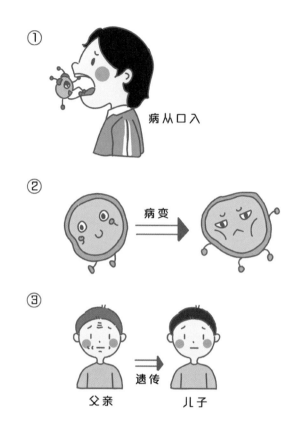

① 病从口入

② 病变

③ 父亲 遗传 儿子

危险性方面亦有相关研究。

 ## 预防为主，将大肠癌拒之门外

我们的祖先对疾病一直以来都强调"防患于未然"，古代医书亦记载"上工治未病"，这些思想都体现在目前我国"预防为主"的卫生方针中。

大肠癌大部分可以预防，原因在于大肠癌是以环境因素作用为主的癌症，发病因素方面的研究颇多，其发生和发展过程较长，从良性的腺瘤样息肉发展成癌症一般需要10～15年。

大肠癌虽然与遗传有一定关系，但与人种无关。尽管西方国家高发，东方国家的日本、中国低发，然而调查发现，从日本移民到美国再经过2～3代，相比当地美国人，更多日本裔美国人患大肠癌。究其原因，最主要是生活习惯特别是饮食结构改变，使其罹患大肠癌的人数增多。

预防大肠癌，可以从两方面着手，一方面是病因预防（一级预防），另一方面是早期发现、早期诊断、早期治疗（二级预防）。

一、病因预防

1. 合理安排饮食（平衡饮食）

大肠癌是一种现代病，与现代生活方式和饮食类型有关。预防大肠癌，可以从饮食干预入手，合理安排饮食结构，培养良好的饮食习惯至关重要。

合理饮食，有一个每天饮食"一至十"方针。

"一杯牛奶"。牛奶含有丰富的优质蛋白质和维生素，且含钙量较高，是天然钙质的极好来源，早晚各饮用一杯牛奶，再加上足量蔬菜等其他食物的摄入，一般都能满足机体每天对钙的需求。酸牛奶中的乳酸菌更能提高人体免疫功能，经常食用能防止或抑制直肠癌的形成和发展。

"两匙油"。烹调油主要是植物油，但也不能过多，两匙相当于25克。

"三两水果（1两≈50克，三两相当于150克）"。英国有句谚语叫："每天一个苹果，医生不来找我。"水果含有丰富的膳食纤维、矿物质、维生素，对防治心血管疾病和某些癌症非常重要。

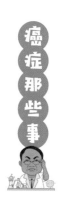

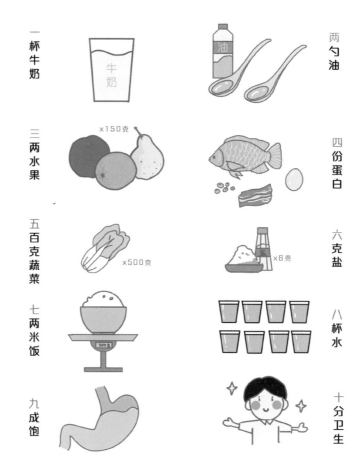

　　"四份蛋白"。每天进食鱼、蛋、肉、豆类各50克，特别是鱼和豆类。

　　"五百克蔬菜"。蔬菜每天摄入500克（0.5千克），且应不少于3种，以红、黄、深绿色蔬菜为佳。世界卫生组织认为多吃新鲜蔬菜、水果可以预防癌症。

　　"六克盐"。食盐摄入量与高血压的发生有密切关系，人们应养成清淡、少盐的饮食习惯，每天摄入食盐6克为宜。

　　"七两米饭（350克的主食）"。包括米、面、杂粮，每天主食以谷类为主，多吃粗粮和糙米。

"八杯水"。每天饮水2 000～2 500毫升，约8杯。

"九分饱"。每餐九分饱，不要暴饮暴食。

"十分卫生"。食物要十分卫生，要吃新鲜、不变质的食物。

除上述膳食结构和数量外，饮食分配也很重要，按早餐好、午餐饱、晚餐少的基本原则分配，养成按时、按量进餐的良好习惯，可以减少包括癌症在内的许多疾病。

预防大肠癌就是要从饮食上干预，控制热量摄入，减少高脂肪食物，多摄入纤维素，保证适量维生素A、维生素C、维生素E和钙、硒等微量元素的摄入，避免肥胖。

2. 积极治疗癌前病变

一般认为大肠癌的癌前病变包括大肠腺瘤样息肉（即腺瘤）、溃疡性结肠炎和家族性息肉病。大多数大肠癌是由腺瘤癌变而成，大肠腺瘤如未摘除，5年内有4%发生大肠癌，10年内则有14%癌变，20年内则有24%发生癌变。3%～5%的溃疡性结肠炎会发生大肠癌，溃疡性结肠炎史20年，发生癌变的概率为12.5%；病史达30年时，癌变率高达40%。家族性息肉病若不处理，一般20岁左右开始癌变，40岁为癌变高峰，几乎100%在50岁前发生癌变。

如果积极治疗上述癌前病变，就有可能防止大肠癌的发生。通常对这些癌前病变的治疗都以外科手术为主。

3. 化学预防

所谓化学预防，是指用一种或多种天然或合成的化学制剂防止肿瘤的发生。化学预防剂可通过抑制和阻断致癌剂的形成、吸收和作用，来预防肿瘤的发生及抑制其发展。

对大肠癌的化学预防剂研究最多的是阿司匹林和非甾体抗炎

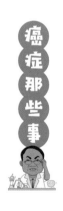

药（如消炎痛）。有资料表明，这类药物可使患大肠癌的危险性降低40%以上。

不过，直到现在，化学预防仍在探索中，化学预防剂除了考虑预防大肠癌功效之外，还要十分注意其毒性、副作用，以及长期服用带来的危险性。所以，不宜随便使用。

4. 养成良好生活习惯，积极锻炼身体

除了良好饮食习惯、均衡饮食外，也应注意限制酒和戒烟。酒精摄入量与大肠癌的发生呈正相关。吸烟可以引起多种癌症，其中包括大肠癌。吸烟史越长，发生大肠癌的危险性越大。

早在2500年前，古希腊名医希波克拉底说过："阳光、空气、水和运动，这是生命的健康的源泉。"可见运动之重要。生命在于运动，保持心情舒畅和乐观向上，积极参加体育运动，提高身体素质和免疫功能，更能提升大肠的动力，有利于粪便排出。有证据表明，经常运动可以减少大肠癌发生的危险性，久坐不动的职业者的大肠癌发病率会升高。

二、早期发现、早期诊断、早期治疗

早期发现、早期诊断、早期治疗，称为"三早"，属于二级预防，目的在于尽早治疗患者，减少大肠癌引起的死亡。鉴于目前大肠癌的病因尚未明了，现在的病因预防（一级预防）措施均是针对大肠癌的危险因素，以期阻断大肠癌的发病，大范围实施相当困难，且其效果尚待进一步证实。

幸好大肠癌的自然病史较长，从癌前病变发展到浸润性癌瘤要经过多阶段、多基因缺失、突变等分子生物学事件，据估计，

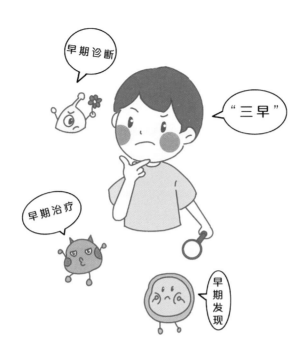

需10～15年，这为我们早期发现、早期诊断提供了时间上的保证。

1. 早期治疗效果好

美国癌症检测资料和我国的相关资料均显示，病期越早，预后越好，原位癌5年生存率为94.1%，局部癌变（Ⅰ期）的生存率为90%，而有远处转移（Ⅳ期）的则生存率下降至10%。

2. 怎样才能做到"三早"

（1）熟悉大肠癌的早期征兆。大肠癌早期总有些蛛丝马迹，下列几点值得我们注意：①大便习惯改变，平时每天定时排便，最近出现便频或便秘，或有大便不尽感；②大便稀烂或伴有黏液或血液；③不明原因的大便前或大便后腹部疼痛；④不明原因的贫血、消瘦、乏力，甚或低热；⑤腹部可触及肿块。

如有上述1～2项即应找医生检查，有大肠癌家族史的人更应注意。

（2）积极参与大肠癌筛查。所谓筛查或筛检，就是将易患

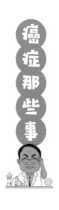

大肠癌的人（或称高危人群）从一般人群中区分出来，再做进一步诊断。参与者可能完全没有症状，接受下列简单检查后，再确定是否进一步检查。

粪便隐血试验（FOBT）：据统计，大肠癌患者中，有50%～60%的隐血试验呈阳性，大肠腺瘤者亦有30%呈阳性。此种方法最为简便、安全，对身体无任何损害。参与者可以留取自己的粪便送到指定地点检查，亦可用试纸自我检查或用纸片沾点大便，装入特制纸袋后寄到检验中心检查。

直肠指检：直肠指检简单易行，可查距肛门8厘米内的直肠。我国直肠癌80%位于直肠中下段，一般直肠指检可以触及，但作为筛检手段，大规模检查时检查者指端肿胀，感觉失灵，易影响检查效果。

结肠镜检查：以前用30厘米长的硬性乙状结肠镜作为筛检用，由于插入困难，患者接受度低，加上可见长度有限，现在已被软性纤维结肠镜代替。以前都强调大肠癌在直肠和乙状结肠居多，但近二三十年，大肠癌有明显右移倾向，所以要使筛检获得良好效果，应提倡进行全结肠检查。

结肠镜检查能直接看到癌灶情况，并且能活检，取出组织做病理学检查，明确诊断；结肠镜检查的另一个优点是镜下治疗，如切除或摘除大肠腺瘤，也可在镜下做微波治疗或激光治疗。由于结肠镜下摘除腺瘤，使大肠癌发病率下降，已有随机研究表明，用结肠镜筛查后3～5年内，大肠癌的死亡率也有所下降。

由于结肠镜检查成本高、患者依从性差，一般用于对初筛发现的高危人群做进一步诊断和治疗。若无条件进行结肠镜检查，可考虑用气钡双重造影X线检查；不能耐受结肠镜检查者，可以使用CT仿真内镜检查（CTVE）。

问卷调查表：参加筛查的人应接受问卷调查。80%以上的大肠癌无明显遗传背景史，即所谓散发性大肠癌。采用调查问卷可辅助筛查。调查者除一般项目外，着重了解：①一级亲属有无大肠癌史；②本人有无癌症史或肠息肉史；③本人有无慢性便秘、慢性腹泻、黏液血便、不良生活事件史（如离婚、近亲属死亡等）和慢性阑尾炎史。

筛查方案应考虑当地发病情况、生活习惯、经济发展水平、卫生条件、健康教育程度和群众依从性。在有条件的地区，应避免采取单一的粪便隐血试验（FOBT），以免遗漏一部分不出血的早期大肠癌。结合我国大肠癌流行病学情况，40岁以上人群发病率较高，所以筛查对象为40岁以上的成年人，若为有遗传或家族史者，则从20岁开始参与筛查。参与者具有以下一项都可作为高危对象：

a. 免疫法粪便隐血试验阳性；

b. 一级亲属患大肠癌史或家族性息肉病史；

c. 本人有癌症史或肠息肉史；

d. 同时具有以下2项及2项以上者：慢性便秘、慢性腹泻、黏液血便、不良生活事件史、慢性阑尾炎史。

对高危对象做肠镜检查，阳性者根据治疗原则处理，阴性者每年复查1次FOBT；复筛检出肿瘤的，按肿瘤治疗原则处理；检出息肉的，切除息肉后每3～5年复查1次肠镜。非高危对象的FOBT筛查可间隔1年；连续3次阴性者，间隔时间可长些，但一般不应超过3年；肠镜检查可每3～5年做1次。

多学科综合治疗，赶走大肠癌更高效

 外科手术治疗是首选

约在公元前1600年，古埃及已有手术切除肿瘤的记载。我国东汉时期名医华佗首创手术治疗内脏肿瘤，《三国志·华佗传》有载："若病结积在内，针药所不能及，当须刳割者，便饮其麻沸散，须臾便如醉死，无所知，因破取。病若在肠中，便断肠湔

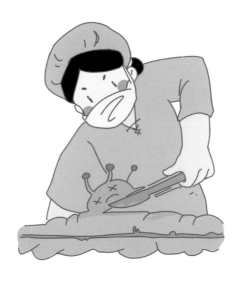

洗，缝腹膏摩……"可见，1800多年之前，华佗就敢于给患者开腹断肠，治疗疾病。

如果从1776年法国外科医生皮洛尔（Pillore）施行首例盲肠造口术以缓解一例直肠癌所致的完全性肠梗阻开始计算，大肠癌的现代外科治疗已有近250年历史，其间经历了许多挫折和探索。1826年，对低位直肠癌的手术是从肛门强行挖除的。1835年，德国医生克拉斯克（Kraske）将患者尾骨和部分骶骨切除，扩大手术野。直到1907年，英国医生迈尔斯（Miles）创立腹会阴直肠癌切除术，并在1908年发表了他的"警世"论文，开创了直肠癌手术治疗的新时代，其手术原则和方法沿用至今，简称"Miles手术"，成为直肠癌特别是低位直肠癌手术治疗的金标准。后来，英国总结出1938—1971年2030例直肠癌患者Miles手术后5年生存率为54.4%，手术死亡率为5.6%。但由于永久性人工肛门给患者带来诸多不便，1938年，迪克森（Dixon）医生创立经腹直肠前切除术，简称"Dixon手术"。1945年，英国哈利·贝肯（Harry Bacon）医生创立拖出式直肠切除术，既能切除肿瘤，又能保留原肛门。以后术式不断改进，特别是英国医生比尔·希尔德（Bill Heald）倡导全直肠系膜切除术（TME），成为直肠癌外科治疗的第二个里程碑，它着重克服了过去直肠癌术后局部复发的问题。

结肠癌手术虽然不如直肠癌手术复杂，但也经历了漫长的探索过程。1823年，首例乙状结肠癌切除并吻合成功。直到20世纪抗生素问世后，结肠切除术和结肠Ⅰ期切除吻合术才被普遍应用于临床。

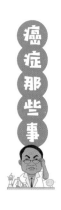

随着人类社会的进步、科学技术的发展以及对大肠癌生物学特性的深入认识，人们对外科手术治疗大肠癌的要求有所更新和提高。

手术性质分为三类：根治性手术、姑息性手术、减状性手术。

根治性手术：将大肠癌原发灶所在的肠段和淋巴引流区域整块切除，一般结肠癌根治性切除术后的治愈率达70%以上；直肠癌根治性切除术后的治愈率达50%以上。如果早期施行手术治疗，5年治愈率达90%以上。

姑息性手术：由于肿瘤浸润周围器官或远处转移，不能将全部肉眼所见的肿瘤切除，只能将主要病灶去除。这类手术的主要目的是使消化道通畅并减少肿瘤负荷，有利于进一步做化疗、放疗或其他治疗。

减状性手术：病灶不能切除，但为了解除肠梗阻或出血等症状，有时也需施行手术。例如，直肠癌不能切除并出现肠梗阻时，则需要做人工肛门（结肠造口术）以解除肠梗阻，保证患者能吃、能排便。

手术方式则因肿瘤部位、大小和病期而定。极早期的大肠癌如原位癌，可以经内镜下切除或经肛门局部切除（位于直肠下段）；升结肠癌可做右半结肠切除术；乙状结肠癌可做乙状结肠切除术；直肠中上段癌可做Dixon手术，直肠下段癌可做Miles手术。

因为牵涉是否能保留原肛门的问题，直肠癌手术方式有更多考虑。术前，医生应与患者及其家属充分沟通，特别是需做永久性人工肛门的时候。

放射治疗

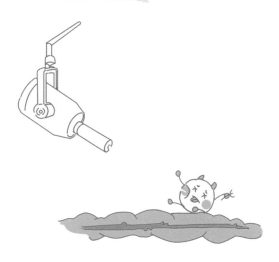

　　1895年，德国物理学家伦琴在德国伍尔兹堡城大学的实验室偶然发现一种看不见的射线，能穿透一本一千页厚的书、一块厚厚的木板、一块15厘米厚的铝片，但是不能穿过一块含铅的玻璃。当时不知这是什么射线，故称之为"X线"。1896年，伦琴将他的发现写成论文。从此以后，X线被深入研究并在多学科上广泛应用。为了表彰和纪念伦琴这一重大发现，科学家又把X线称为"伦琴射线"。

　　我们知道X线照片能诊断许多疾病，广泛用于防痨普查，在控制结核病方面发挥了巨大作用。同样，X线开创了癌症治疗的新时代，成千上万的癌症患者经X线放射治疗后获得新生。经历了100多年的发展，现在许多医院都配备了深部X线机、钴^{60}治疗机、直线加速器，近来还发明了中子机、质子机等。有些疾病如鼻咽癌，由于部位隐匿，不能以手术完全切除，只能施行放射治

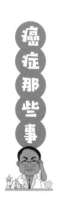
疗，早期治愈率达到80%以上。位于直肠的大肠癌也有放射治疗的适应证。因为直肠癌单纯手术治疗，有10%～35%的概率会复发，所以辅以术前或术后放射治疗。1997年，瑞典直肠癌试验组将1110例直肠癌随机分为术前放疗组和单纯手术组，结果术前放疗组局部复发率仅为9%，而单纯手术组局部复发率为23%；前者5年生存率为58%，后者5年生存率为48%。可见，术前放疗能降低局部复发率，提高生存率。

化学治疗

大肠癌与其他实体肿瘤一样，是全身性疾病，尽管80%的大肠癌在诊断时可以切除，但是总的治愈率仍徘徊在70%（结肠癌）和50%（直肠癌）左右，即近半数患者在术后将会出现局部复发或转移，亟须施行全身治疗——化疗。

药物治疗肿瘤，古代已有尝试，据说2000多年前有人用秋水仙治疗肿瘤。1865年，有人用砷剂治疗白血病。而现代化疗竟

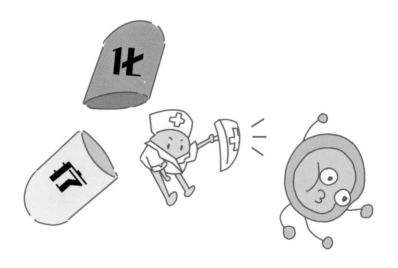

与第一次世界大战有所关联，一战中使用的化学武器芥子气是现代肿瘤化疗药物的前身。芥子气是一种毒气，在1854年合成，能使皮肤、眼睛、呼吸道黏膜发胀、坏死。1917年，德国人将它做成炸弹轰击英军阵地，造成14 000多人伤亡。当时有医生从芥子气中毒死亡的尸体中发现，死者除皮肤、眼球、呼吸道有坏死之外，还有造血系统抑制、淋巴组织溶解和胃肠溃疡，就想到能否用芥子气治疗动物肿瘤，但因毒性太大未能成功。1935年，美国科学家合成一种毒性比芥子气小，但生物学作用与芥子气（硫芥）相似的氮芥，经动物实验，发现其对治疗小鼠的淋巴肉瘤及白血病有良好效果。1941年，一位医生用氮芥治疗一个晚期淋巴肉瘤患者获得成功。自此，医学界用化疗药物治疗肿瘤的热情高涨，到1946年，抗肿瘤的化疗药物增加到12种。现在，在治疗胃肠肿瘤中应用最多的氟尿嘧啶（5-FU）是在1957年合成的。

大肠癌的化疗始于20世纪50年代，起初采用氮芥类药物，未见明显效果。经过长达60余年的探索和发展，目前大肠癌的化疗已经成熟，比较一致的观点是认为化疗对大肠癌有效。越来越多新的化疗药物和化疗方案获得良好效果，不仅使晚期或复发患者获得缓解，而且用于根治性切除术后的患者，也可以使治愈率得到明显提高。

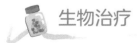
生物治疗

生物治疗号称肿瘤的"第四疗法"，次于传统手术、放疗、化疗，而且有人强调，它是21世纪攻克癌症的关键方法。因此，

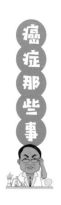
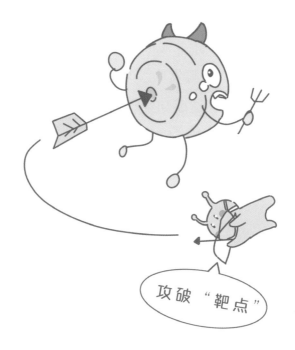

攻破"靶点"

目前生物治疗备受重视。

现代的生物治疗始于1894年，美国医生威廉·科利（William Coley）首先用细菌毒素（后来称为"Coley毒素"）治疗那些无法治疗的晚期肉瘤，发现肉瘤有消退的现象。因此，William Coley医生被誉为肿瘤生物治疗的鼻祖。

所谓生物治疗，是指通过激发和利用机体的免疫反应来抑制和杀伤肿瘤细胞，即利用各种具有生物学活性的物质来调节和改善人体的免疫功能，抑制和杀灭肿瘤细胞。如种痘防天花是生物治疗，用Coley毒素治疗肉瘤也是生物治疗。与传统手术、放疗、化疗相比较，它的治疗目的不仅仅是杀灭肿瘤细胞，而是更关注恢复机体内环境的稳定、平衡。

现代医学观点认为，人与自然界应和谐相处，人体健康，身心也应平衡和谐，一旦失衡，就可能产生各种疾病。而人的机体，通常以基因拮抗（即癌基因和抑癌基因）、基因调控和免疫调节等方式维护生命机制的稳定。之所以发生癌症，就是这个平衡被打破了，而生物治疗就是帮助人体调节和恢复平衡的。

生物治疗囊括免疫治疗、基因治疗及其他应用生物制剂的治疗。简单来说可分为两大类：一类利用细胞因子，某些细菌、痘苗、药物或基因导入等刺激细胞免疫应答，拮抗肿瘤；另一类直接使用特异性单克隆抗体来对抗肿瘤抗原。

大肠癌的免疫治疗包括单克隆抗体、抗独特型抗体疫苗、肿瘤细胞疫苗、树突状细胞疫苗和免疫效应细胞治疗。临床上已投入应用的是单克隆抗体治疗，其他免疫治疗尚在积极探索中。

单克隆抗体是分子靶点新药。人们认识到癌症发生和发展过程中有一些"死穴"——可攻破癌细胞的"靶点"，因而设计出一系列分子靶点新药对癌症进行治疗，所以这种治疗方法又称为"靶向治疗"。

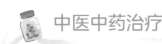 中医中药治疗

我国对肿瘤认识的历史源远流长，殷墟甲骨文中早有"瘤"的病名记载。2000多年前的《周礼》一书已记载有专治肿疡的医生，称为"疡医"。至今，日本和朝鲜仍将肿瘤称为"肿疡"。我国现存最早的医学典籍《黄帝内经》已有肿瘤病因的相关论述。在中医古文献中，未见"大肠癌"之病名，但有类似大肠癌的记载。清代医书《外科大成》中描述："锁肛痔，肛门内

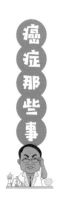

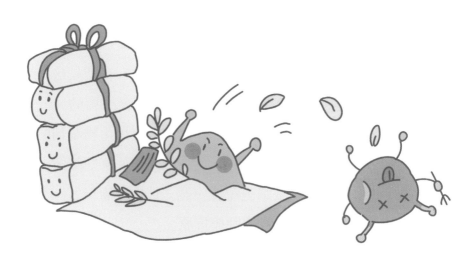

外如竹节锁紧，形如海蜇，里急后重，便粪细而带扁，时注臭水，此无法治。"明代中医典籍《外科正宗·脏毒论》又指出："其患痛连小腹，肛门坠重，二便乖违，或泻或秘，肛门内蚀，串烂经络，污水流通大孔，无奈饮食不餐，作渴之甚，凡犯些未得见其有生。"可见，这些描述与大肠癌的临床表现基本一致。

大肠癌在中医学中被命名为"锁肛痔"之外，尚有"肠覃""肠积""脏毒""肠癖""便血""癥瘕"等称谓。

我国医务人员运用中医、中西医结合治疗大肠癌，取得相当不错的效果。利用中医中药治疗大肠癌，不仅在减轻化疗、放疗反应，增强体质，提高手术疗效等方面起着重要作用，而且对于某些已丧失手术治疗机会且不适合化疗、放疗者而言，是经常采用的一种治疗方法。

在大肠癌治疗中，积极运用中医中药与手术治疗、化疗、放疗相结合是十分必要的，也是进一步提高疗效的重要途径之一。另外，对于已丧失手术治疗机会，且有不宜或不愿意化疗、放疗的晚期患者，用中医中药治疗也能取得一定疗效，尤其在缓解临床症状、提高生活质量、延长生存期等方面发挥着独特的中医中药作用。

 ## 多学科综合治疗

医学模式由生物医学模式向生物–社会–心理模式的转变，给大肠癌的治疗带来了深刻的影响——不仅要消除肿瘤，挽救生命，还要兼顾保持患者生理功能、身心健康、适应社会的能力和生活质量。所以，多学科综合治疗可概括为：根据患者身心状况及肿瘤的具体部位、病理类型、病期和发展趋势，结合细胞分子

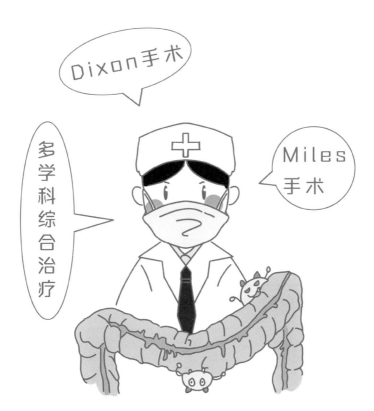

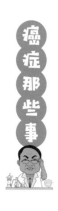

生物学的改变，有计划、合理地应用现有的多学科各种有效治疗手段，以最适当的经济费用，取得最好的治疗效果，同时最大限度地改善患者的生活质量。

尽管目前治疗大肠癌方法很多，包括手术治疗、放疗、化疗、生物治疗、中医中药治疗和营养支持治疗，但大肠癌是多基因参与、多阶段发病机制，患者的身心状况和病情千差万别，还有不同病期、不同类型，绝不能以一种治疗方法解决所有问题。临床上常常结合多种治疗方法有序地施行，以求达到最佳的效果。

直肠癌单纯手术比不上手术加放化疗。早期可以手术治疗为主，如果已有全身转移播散，则以化疗、生物治疗和中医中药治疗为主。我们强调多学科综合治疗，不是将所有治疗方法叠加，而是有机地结合、有序地施行，治疗时要注意下列基本原则：

a. 局部与全身治疗并重；

b. 分期治疗；

c. 个体化治疗；

d. 生存率与生存质量并重；

e. 中西医结合；

f. 不断求证；

g. 治疗兼顾效益。

早期发现大肠癌，并非难事

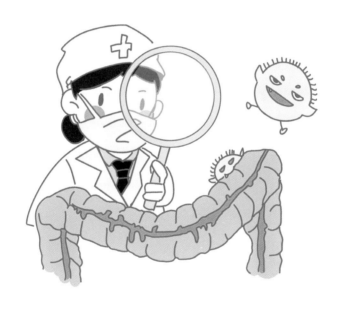

　　大肠是人体消化器官的一部分，总长度约1.5米。大肠就如人体的垃圾回收站，充当着"藏污纳垢"的角色。或许正因如此，大肠成为癌症的好发部位。

　　有一位患者孙大伯，年过六旬，身子一直挺结实，大便很规律。他每天早晨都要做三件事：洗脸、刷牙；饮用一杯清茶；上厕所，同时浏览报纸、杂志。近一年来，他的大便习惯有了明

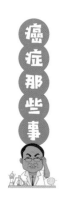
显改变，有时一连腹泻几天，找不出什么原因，也没有腹痛、腹胀、发热等肠炎或痢疾的症状，一段时间后不治自愈；没几天又出现便秘，要较用力才能排出干结粪便，并见到大便上附有少许鼻涕样黏液物。老伴劝他去医院检查，孙大伯却认为人老了，毛病自然多，腹泻和便秘都是因为血气不足，看医生也没啥用，就这样拖了一年多才去医院。一检查，发现是乙状结肠癌，并且已经发生肝转移，需要手术治疗和化疗，在医院折腾了几个月还未治好。

孙大伯确诊乙状结肠癌后，他的两个弟弟和他的儿子大吃一惊，自觉大便也有异样，于是赶紧到医院检查。结果发现孙大伯的一个弟弟也有结肠腺瘤癌变，但属于早期，手术后很快就痊愈了。他的儿子结肠上有一个小腺瘤，在肠镜下予以摘除了。

这一家子有两人患了结肠癌，一个晚期，一个早期。显然，早期发现、早期诊断，治疗效果挺好。其实，大肠癌虽然是内脏肿瘤，但早期发现并非难事。

哪些人容易患大肠癌

（1）30岁以上有消化道症状者。所谓消化道症状，主要指腹泻、便秘、解黏液血便。

（2）有大肠癌病史、腺瘤性息肉、慢性结肠溃疡、日本血吸虫肉芽肿者。

（3）有癌症家族史、家族性息肉病、遗传性结肠病者。

（4）曾进行盆腔放射治疗者。

（5）胆囊或阑尾切除者。

上述5类人是学术界公认的大肠癌高危人群。近年也有人把具有高脂肪、高蛋白、少纤维素饮食习惯的人列为大肠癌高危人群，这一观点虽未得到普遍认可，但从侧面说明上述习惯是引发大肠癌的危险因素，值得警惕。

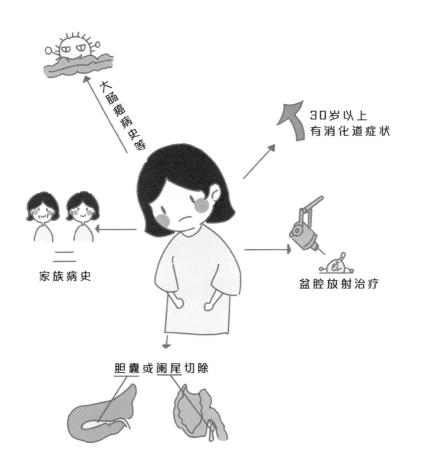

大肠癌病史等

30岁以上
有消化道症状

家族病史

盆腔放射治疗

胆囊或阑尾切除

 ## 如何在早期及时发现大肠癌

第一，人们应多关心自己，注意自己的大便习惯和大便性

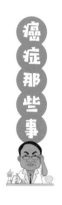

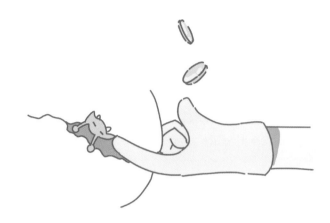

状。如果像孙大伯那样，本来大便很有规律，后来变成腹泻与便秘交替，特别是粪便中混有血性黏液物，就应及时就医检查。如果不注意，直到明显便血、腹痛、肠梗阻或腹部扪到包块才去看医生，那就迟了。

第二，健康检查应包括大便常规及粪便隐血试验，如果发现粪便隐血试验呈阳性，就应进一步追踪检查。

第三，医生要有对大肠癌的警惕性，凡有大便习惯改变和大便性状异常的成年人就诊时，均应做肛门直肠指检。我国大肠癌中约有50%可通过肛门直肠指检发现。据统计，目前误诊误治的直肠癌患者，有80%以上是医生未及时做肛门直肠指检，使相当多的患者失去了根治机会。虽然如此，还是有50%的大肠癌不能用手指扪及，这时，CT检查和结肠镜检查就显得十分重要了。当然，最终确诊还是要在肠镜检查时钳取病理组织活检。孙大伯若一发现大便异常就去看医生，进行肛门直肠指检和肠镜检查，就不会把病情拖到晚期了。

大肠癌好发于40～50岁的成年人，近年还发现，发病年龄越来越大。所以，上了年纪的人更应注意大肠癌发生的可能，定期进行粪便隐血试验，最好每年送检一次，若呈阳性反应要追踪检查。

此外，10％～20％的大肠癌患者有家族史，更有些疾病有遗传倾向，例如家族性息肉病，若不治疗，50岁时几乎100％都发生癌变。家族性息肉病具有显性遗传性，家族成员应同时检查。近年来，人们对遗传性非息肉病性结肠癌（林奇综合征）的研究十分重视。一般认为，家族中有3名大肠癌患者，其中2名是一级亲属（即父辈、子辈或兄弟姐妹），其中1名在50岁以前发病，同时具有这3个条件就可诊断为林奇综合征。除了对现患者加以治疗外，医生有责任告知其家属进行检查，以便及早发现家族中其他患癌症的成员。

大肠腺瘤和溃疡性结肠炎也被认为是癌前病变，大的腺瘤癌变机会更大。一般认为，腺瘤大于2厘米，癌变率达12％，绒毛状腺瘤癌变率更高。溃疡性结肠炎病史越长，癌变机会越大，20年病史者，癌变率为12.5％；30年病史者，癌变率可达40％。所以，及早摘除腺瘤、治疗溃疡性结肠炎，就可以防止其癌变。在上述病例中，孙大伯的儿子已摘除腺瘤，只要以后定期检查，可在很大程度上避免患结肠癌。

第二章

漫话大肠癌防治

4 大便带血，就一定是得了肠癌吗

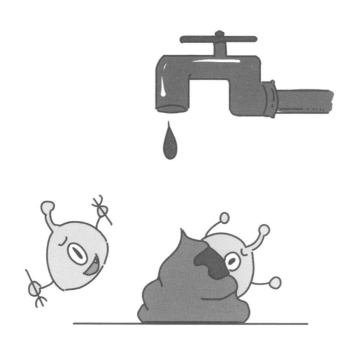

去年，我收到一封关于邓医师去世的讣告，心情无比沉重，深深为其中年英逝感到惋惜，他曾经是我的患者，也是颇有成就和名气的中医师。我的脑海里翻腾着这位有才华的中医师就医过程的片段：

大约2年前，邓医师发现自己的粪便不成形，混有黏液和血，而且每天要解大便两三次。他根据自己的判断，认为只不过是"大肠湿热"罢了，之后继续忙于医疗、教学工作，不把血便当一回事。直到3个月后，一位久未见面的同学来拜访邓医师，见他人瘦了，脸色也苍白，问他身体是否出了问题。他自言大便不利，解黏液便，不过是大肠湿热而已。在同学的督促下，他去了两三家医院检查，抽血、拍X线胸片、做超声波检查均未发现异常，偏偏医生未给他做肛门直肠指检。这样又过了3个月，他发现大便困难，血便更加明显，才到肿瘤医院找到我。我一听他的病史，马上给他做了肛门直肠指检，发现其直肠有溃疡性肿块，且相当固定，距肛门仅4～5厘米，活检证实为直肠腺癌，需要手术治疗。因为他拒绝做人工肛门，又耽误了1个多月。最终，他因肠梗阻急诊入院手术，但肿瘤已经不能切除，只能做人工肛门。本来还可以用放化疗进一步治疗，可是他的家人又认为放化疗太伤身体，还是用中医中药治疗为好（因为他出身于中医世家）。

邓医师自起病到确诊，耽误了半年；治疗上又犹豫不决，拖延了1个多月；还拒绝有效的治疗方法，最后断送了生命，真令人唏嘘不已。

我总在想，作为医生，特别是肿瘤科医生，我还有什么地方做得不够呢？虽然目前尚未有灵丹妙药使癌症一服即愈，也没有一滴血或一部仪器一测就能诊断癌症的方法，但癌症还是可以预防，且可以治愈的。

我在一次社区癌症健康教育讲座上，专门讲述了"血便，不要等闲视之"的话题，当时就有很多听众提出诸多问题，"大便

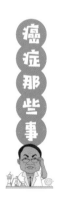

带血是肠癌还是痔疮？""肠癌是否一定会便血？便血是否一定提示得了肠癌？""肠癌能否治愈？""肠癌能预防吗？"……

发现便血，是否一定提示患上了肠癌？这需要具体分析。痔疮确实十分常见，也确实常伴有血便，因此人们常常认为出现便血就是生了痔疮而忽略了肠癌也会便血。其实，痔疮是便血的其中一个原因，不是说有便血症状就都是痔疮。

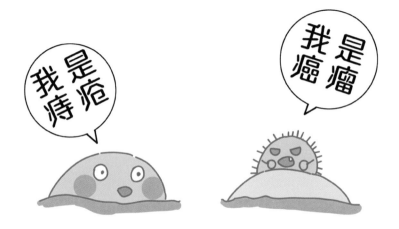

痔疮便血，常不伴有里急后重或肛门不适，且粪便排出后肛门经常滴血或喷血，颜色鲜红，粪便与血不混合。而肠癌便血，则因肿瘤部位高低而有所不同。肿瘤血便，常伴大便习惯改变，或里急后重，或肛门不适，且粪便与血相混。若肿瘤靠近肛门，则血便颜色较鲜红；若肿瘤距肛门较远，则血便颜色为褐色或暗红色，有时呈果酱样。为了更容易发现便血，建议家中使用白色坐厕，擦大便时注意手纸有无染血。如有染血，应及时就医检查。

查癌查三代！
部分大肠癌会遗传

我有个患者小张，32岁，便血已有半年，初以为是痔疮，久治不愈。于是，他到肿瘤医院检查，我例行给他做了肛门直肠指检，发现其直肠中段有一个溃疡型肿块，临床诊断为直肠癌，但需进一步检查确诊。我问小张："你家里还有人便血或患肠癌吗？"小张回忆说："我父亲3年前患了升结肠癌，已手术治愈。我伯父也做过肠癌手术，但已去世。听说我的堂兄弟也有便血。您问这些干啥？"我说："因为有些大肠癌是具有遗传性的，所以要问清楚。"小张惊惶地说："遗传？那我的小孩会不会也容易患癌症？"

于是我给他详细地解释，现在国内大肠癌发病率日趋增高，其中一部分具有明显遗传性。遗传性非息肉病性结肠癌（林奇综合征）是一种常染色体遗传病，占遗传性大肠癌发病率的3%~5%。其遗传学基础为错配修复基因突变，当其发生突变，使DNA的复制错误增加，可致大肠癌及其他肠外肿瘤发生。

在癌症中，大肠癌确定有一定的遗传性或家族易感性，所以医学界提出了"查三代"的观点。大肠癌发病病例中，有

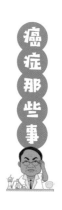
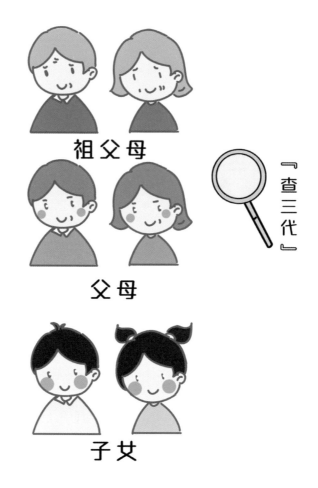

5%～10%是遗传性的，其中家族性息肉病遗传率高达50%，无性别差异。这些患者大多从20岁开始发病，40岁为癌发高峰期。在询问病史时，有些患者往往不清楚家人的发病史，但可在检查中发现其大肠息肉，若数量超过100粒，则可称为"家族性腺瘤性息肉病"（FAP）。一般的息肉无关紧要，但若为腺瘤样息肉，则是癌前病变。

上面提到的遗传性非息肉病性结肠癌，遗传性稍低于FAP。FAP的遗传性较大，故一经发现，均应检查其他家族成员。此类患者还存在其他部位同时得癌症的可能，较常见的有乳腺癌、卵巢癌和甲状腺癌等。

我曾收治这样的患者：一家4兄弟全部患大肠癌。在检查他们家其他家族成员时，在长兄的女儿的染色体检查中发现一个"脆点"（即易患点），遂跟踪随访，结果2年后，这位长兄的女儿被确诊患了大肠癌。由于早期发现，手术后至今已十几年，她还活得好好的。

因此，凡患有大肠癌等有家族遗传倾向或如上述那种有"家族易感性"（又称家族聚积性）病，如患胃癌等的家族，其家族成员应定期到医院检查。

很多人有一种错觉，认为只有中老年人才会患大肠癌。但近年许多资料显示，此恶疾在疯狂偷袭中青年人。其中，青年人大肠癌的误诊率高达60％~70％，有的竟连续被误诊3次之多，不少人被误诊成痔疮、痢疾和结肠炎等疾病。

防患于未然，大力推广大肠癌筛查

疾病筛查就是在人群中用快速有效的方法去发现那些未被识别的患者、可疑患者和有缺陷的患者，把健康人和患者（或疑似患者）区分开来。所谓大肠癌筛查，就是通过询问登记、粪便隐血试验，初筛出高危人群，再行结肠镜检查以确定是否为大肠癌。

大肠癌的自然病史较长，特别是癌前病变可以检测，癌前病变（如腺瘤）发展成大肠癌常需10余年，从早期癌发展到进展期或晚期亦有一段相当长的时间。如果筛查中发现癌前病变并摘除，可以防止其癌变；如果发现早期癌，加以治疗，则可获长期生存。

迄今，大肠癌初筛仍以粪便隐血试验为主，方法简单安全，且有一定效果，阳性者行结肠镜检查，后者更是确诊大肠癌的有效方法。一旦确诊大肠癌，则根据不同病情施行以手术为主的多学科综合治疗。

美国曾报道大肠癌不同病期，第一年治疗费用显著不同（以2015年为例）：局部性大肠癌（Ⅰ、Ⅱ期）50 273美元，区域性

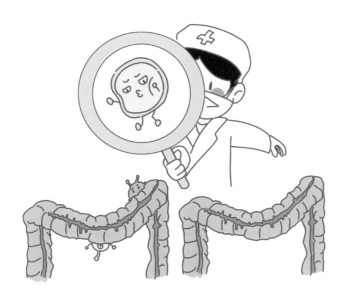

大肠癌（Ⅲ期）151 276美元，远处转移大肠癌（Ⅳ期）193 592美元。由于筛查发现的大肠癌大多数是早期癌，治疗费用显著减少。

目前，国内外学者都认识到结直肠癌的发病率和病死率仍处于上升趋势，要控制其流行趋势，就要大力推广大肠癌筛查，这是简便、经济、有效且最重要的手段。

（1）通过筛查发现和治疗癌前病变，阻止其发生癌变，有效地降低大肠癌的发病率。美国结直肠癌发病率和病死率经过几十年飙升之后，从20世纪90年代开始明显下降，发病率由1985年的66.3/100 000人，下降至2006年的45.5/100 000人，特别是1998—2006年的男性发病率每年下降3%，女性发病率每年下降2.2%。分析其发病率下降的最主要原因，就是开展了大肠癌筛查。美国规定50岁以上居民接受例行大肠癌筛查，通过筛查发现和摘除大肠息肉，防止其演变为癌。而50岁以下者未推荐筛查，其大肠癌发病率自1994年以来，男

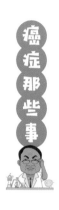

性、女性合计每年增加2%。据《柳叶刀》（*Lancet*）2012年报道，英国一项随机在55～65岁人群中进行的纤维乙状结肠镜筛查中，发现大肠癌发病率下降33%，病死率下降43%。我国浙江省海宁市早在20世纪70年代开展的大规模人群筛查（30岁以上28.8万人）中，发现51例早期直肠癌和4 930例息肉／腺瘤，以后长期随访。近年，浙江海宁市政府将大肠癌筛查列为十大民生工程之一，每年拨出专款施行大肠癌筛查工作。海宁市的做法使当地大肠癌的发病率和病死率呈逐步下降趋势。

（2）通过筛查达到早期发现、早期诊断、早期治疗的目的，有效地提高大肠癌早诊率、生存率和生活质量。早期癌及时治疗，能挽救生命，降低病死率，同时可以节省治疗费用和卫生资源。

（3）通过筛查的发动，广泛宣传大肠癌的防治知识，使群众理解大肠癌能防能治，要注重健康的生活行为，均衡饮食，戒烟限酒，积极参加体育锻炼，保持乐观情绪，维持合理体重，防止肥胖。

吃对食物、干点体力活，可以预防结直肠癌

结直肠癌的发生是多因素、多步骤作用的结果，除了一些不可改变的因素如性别、年龄、种族、遗传等，饮食因素和体力活动在结直肠癌的发病过程中扮演着重要的角色。目前业界普遍认为高脂肪、高比例肉食、低纤维饮食及低体力活动与结直肠癌的发生有密切关系。与性别、年龄、种族、遗传等因素不同，饮食和生活方式是可以通过人为改变的。

1. 脂肪和脂肪酸摄入

脂肪和脂肪酸摄入对结直肠癌发病的影响的研究结果不同。脂肪酸可分为饱和脂肪酸、单不饱和脂肪酸，以及ω-3、ω-6等多不饱和脂肪酸。ω-3多不饱和脂肪酸的摄入与结直肠癌发病呈负相关。ω-3多不饱和脂肪酸可能降低结直肠癌的发病风险，适当摄入该类脂肪酸，或许可预防结直肠癌。深海鱼类如马鲛鱼、三文鱼富含ω-3多不饱和脂肪酸。

2. 水果中的膳食纤维预防作用最大

膳食纤维是不能被人体小肠消化吸收的。它是由多种单体成分形成的碳水化合物聚合物，主要来源于食物中的水果、蔬菜、

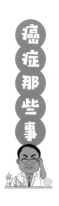
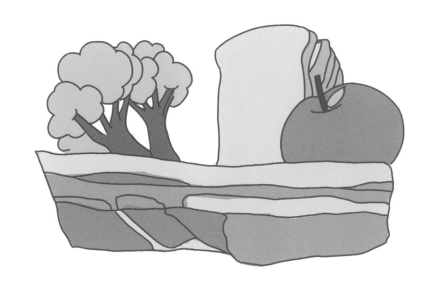

谷物及大豆等，具有吸收并保存水分的特点，能与肠道内的有害及致癌物质结合并促其排出，促进致癌物质分解，同时可以调节胆汁代谢。另外，膳食纤维还能在结肠内经细菌酵解产生短链脂肪酸，短链脂肪酸可通过抑制细胞内凋亡抑制基因和促进凋亡基因的表达，正相调节（促进）细胞凋亡，发挥预防肿瘤发生的作用。

总的膳食纤维摄入与结直肠癌发病呈负相关，来源于水果的膳食纤维，发挥的预防作用最大，其次为蔬菜中的膳食纤维和谷物中的膳食纤维。

3. 类胡萝卜素摄入

类胡萝卜素是一类重要的天然色素的总称，属于非极性化合物，普遍存在于动物、高等植物、真菌、藻类和细菌中的黄色、橙红色或红色的色素。在膳食、血清和组织中，常见的类胡萝卜素有 6 个种类，分别是α-胡萝卜素、β-胡萝卜素、β-隐黄素、叶黄素、玉米黄素和番茄红素。动物研究发现，类胡萝卜素可以防止自由基损害、保护细胞脂质双分子层和增强免疫系统功能。

饮食中β-胡萝卜素的摄入量与结直肠癌的发病率仍呈负相关。β-隐黄素、α-胡萝卜素、β-胡萝卜素和番茄红素的摄入，有助于降低结直肠癌的发病风险。富含类胡萝卜素的食物很多，除胡萝卜外，凡深色的蔬菜、水果都含较丰富的胡萝卜素。

4. 多吃含胆碱和甜菜碱的食物

许多食物都含有丰富的胆碱和甜菜碱。胆碱的最佳食物来源包括鸡蛋、动物内脏、豆类和母乳，甜菜碱则主要存在于麦麸、小麦胚芽、菠菜、虾等食物中。

胆碱和甜菜碱作为膳食中重要的甲基供体，与肿瘤形成密切相关。总胆碱摄入与结直肠癌发病呈负相关，磷脂酰胆碱、甘油磷酰胆碱、神经鞘磷脂（胆碱来源）的摄入，可能降低结直肠癌的发病风险。

5. 吃"五颜六色"的蔬菜、水果，有助于预防结直肠癌

目前大量临床数据已提示，摄入更多蔬菜、水果对结直肠癌具有预防作用。蔬菜、水果的颜色其实可以反映食物所含植物化合物或其他营养素的种类，比如紫色的蔬菜、水果富含花青素，橙色的蔬菜、水果富含黄烷酮。不同颜色（绿色、橙色、红紫色、白色）的蔬菜、水果对结直肠癌发挥的预防作用可能不同。总蔬菜和总水果的摄入量与结直肠癌发病呈负相关。有趣的是，除了摄入绿色的蔬菜、水果，橙色、红紫色、白色等蔬菜、水果的摄入均有助于预防结直肠癌的发生。

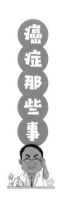

6. 新鲜鱼肉适量吃，有好处

新鲜鱼肉含有丰富的维生素D、不饱和脂肪酸及硒元素。活性维生素D_3可以抑制肿瘤的生长及转移，不饱和脂肪酸具有一定的抗肿瘤作用，微量元素硒则具有显著的抗氧化和抗癌作用。尚未发现鱼干咸鱼类、贝类摄入与结直肠癌的发生有关系。因此，摄入适量的新鲜鱼肉，有助于预防结直肠癌的发生。

7. 红肉摄入过多，可能增加患癌风险

红肉是指所有哺乳动物的肌肉，包括牛肉、猪肉、羊肉等食物。红肉含有过多的脂肪和高动物蛋白，经过高温烹调后被人体摄入，这些物质与肠内细菌及胆汁类盐相互作用，产生不饱和胆固醇，如脱氧胆酸和石胆酸，后两者都是致癌物质或辅癌物质，可能诱发结直肠癌。

众多临床证据已经表明，红肉的摄入可增加罹患结直肠癌的风险。欧洲营养与肿瘤调查（EPIC试验）对欧洲10个国家的478 040人进行了为期6年的前瞻性观察研究。学者通过研究红肉的摄入对结直肠癌发生风险的影响，发现高摄入量的红肉会明显增加结直肠癌的发病风险。研究结果还提示，每天摄入红肉大于160克的人群，发生结直肠癌的风险是摄入红肉小于20克人群的1.35倍。2015年，亚历山大（Alexander）等纳入美国和墨西哥27项前瞻性队列研究也表明，摄入红肉可轻度增加结直肠癌的发病风险。然而研究并没有发现红肉的摄入量与结直肠癌发病率有明显的量效关系。有趣的是，来自加拿大的病例对照研究，通过分析15个代谢酶基因多态性与摄取红肉后结直肠癌的发病概率的关系发现，摄入红肉对增加罹患结直肠癌的易感性还与个体的代谢酶的基因型相关。

8. 干点体力活，可以降低结直肠癌的发病风险

体力活动可以缩短大便在体内停留的时间，减少致癌物质与肠黏膜细胞的接触，调节胰岛素、前列腺素及胆汁酸水平，从而对肠细胞的增殖分化起到一定的调控作用。

体力活动包括职业性体力活动、家务劳动和闲时体力活动等。职业性体力活动指过去一年的工作情况，包括无工作、静坐型工作（如在办公室办公等）、轻度活动工作（如流水线工作

职业性体力活动

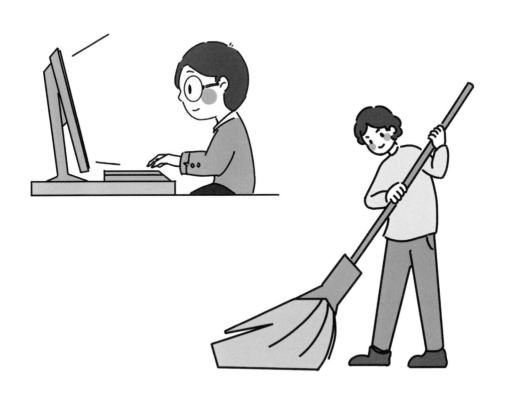

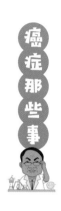

等）、中度活动工作（如安装工等）及重度活动工作（如炼钢、农业等）。家务劳动和闲时体力活动合并为一类，可分为轻度体力活动（如散步等）、中度体力活动（如慢跑、爬山、打乒乓球等）和重度体力活动（如跑步、打篮球等）。

最近有资料分析表明，家务劳动和闲时体力活动可有效降低7%的癌症发病风险，在预防乳腺癌和结直肠癌发病上的作用更加明显。来自伊朗伊斯法罕大学医学中心的小样本病例对照研究结果也显示，与轻度体力活动相比，中度体力活动可以有效降低结直肠癌的发病风险。

结直肠癌肝转移能治愈吗

结直肠癌肝转移极为常见，估计全世界每年至少有60万例结直肠癌肝转移，我国每年至少有10万例。在确诊结直肠癌时已有20%的人群有肝转移，在原发灶治疗后，异时性肝转移发生率高达50%。

20世纪70年代以前，人们对结直肠癌肝转移治疗一直抱有悲观的态度。20世纪90年代，特别是进入21世纪以来，结直肠癌肝转移报告越来越多，治疗效果越来越好，术后5年生存率为33%～58%，10年生存率为 22%～28%，而手术死亡率为5%以下。

近年来，学者们对结直肠癌肝转移治疗的观念不断更新，摒弃了传统的肝切除标准，认为只要原发灶已被控制（切除或根治），估计切除转移灶后余肝>30%、肝外无不可切除转移灶，就可以施行外科治疗。至于其他因素（如肿瘤大小、数目、部位等）仅对预后有影响，但非绝对禁忌证，这样就使肝转移切除率大大提高，加上外科技术（门静脉栓塞增加余肝量、重复肝切

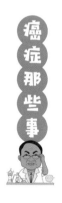

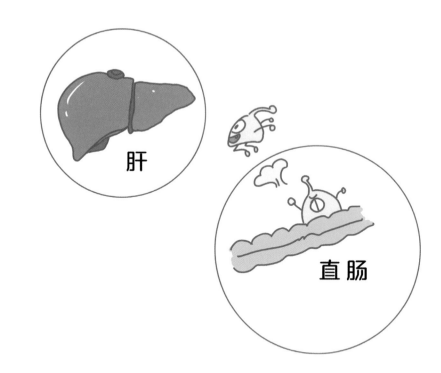

除、体外肝切除，甚至全肝切除加肝移植等）的进步和现代放疗，以及靶向药物治疗使肝转移切除率提升到30%以上，使患者相应的生存时间也明显延长。

以外科切除为主的综合治疗能否治愈结直肠癌肝转移？据汤姆林森（Tomlinson）等报道，10年间，他们共连续随访612例肝转移切除患者，患者中位生存期为44个月，实际生存10年的患者有102例，其中99例（97%）在最后一次随访时仍无病生存。生存10年以后，只有1例死于肝转移。结直肠癌肝转移术后无病生存超过10年已属临床治愈。

至于化疗在能切除的结直肠癌肝转移治疗中起什么作用，其能否提高术后5年或10年生存率和总生存率，迄今尚未确定。但是，不能切除的肝转移应用化疗确实能获得良好效果，大量资料表明化疗能使转移性结直肠癌的无进展生存时间超过18个月和总生存时间延长达2年，甚至有少数肝转移患者获得长期治愈。费拉雷托（Ferratotto）等报道美国得克萨斯大学安德森癌症中心（M. D. Anderson）2751例转移性结直肠癌，单纯化疗的5年生存率为10.8%，其中达到长期治愈者占0.24%。在一项汇总32项前瞻性临床试验（包括3 407例转移性结直肠癌应用5-Fu治疗）的工作中，发现有36例（1.1%）生存时间超过5年，其中达到长期治愈者占0.4%。这些资料表明，结直肠癌肝转移以手术为主的综合治疗中，化疗将起到有效的积极作用。

综上所述，外科切除是目前治愈结直肠癌肝转移的最好办法，应该千方百计争取施行，即通过综合治疗，使切除率进一步提高。目前越来越多临床试验表明，多学科综合治疗优于单一治疗，结直肠癌肝转移尤其需要外科医生、化疗科医生、介入科医生、影像科医生乃至病理医生通力合作，才能制订出更好的、更适合患者病情的治疗方案，获得更佳的治疗效果，使更多患者获得治愈。

远离这些危险因素，
将结直肠癌拒之门外

危险因素

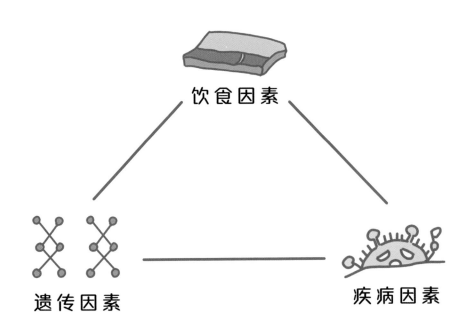

饮食因素

遗传因素　　　　　　　　　　疾病因素

　　虽然结直肠癌的真正病因尚未明确，但是人们对其发病的危险因素已有较深入的研究。我国20多年来的研究认为，结直肠癌是由环境、饮食及生活方式与遗传因素协同作用的结果。

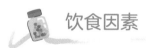 **饮食因素**

1. 高脂肪饮食

早在30多年前，Armstrong等首先描述结直肠癌的发病率和死亡率与高脂肪食物、肉类及动物蛋白的摄入有密切正相关。随后许多资料表明，高脂肪饮食是结直肠癌发病的危险因素，直到21世纪，世界卫生组织（WHO）明确指出高脂肪饮食、摄入过多动物蛋白，特别是红肉摄入过多，是结直肠癌致病的主要危险因素。

至于高脂肪饮食导致结直肠癌的机制目前尚未明了，可能是脂肪通过生成氧化物和脂肪酸而产生致癌作用。

2. 纤维素

进食纤维素能抵抗体内消化酶的降解，其主要成分为非多糖类，存在于蔬菜、水果、谷物等中。纤维素可以使粪量增多，稀释结肠内致癌物；还能吸附胆汁酸盐（结直肠癌促进剂）；同时能通过被细菌酵解产生短链脂肪酸而降低体内pH值，抑制癌细胞生长。美国有60项研究支持高纤维素饮食有保护机体免患结肠癌的假说。将摄入纤维素最多者与最低者相比较，前者患结肠癌的危险性降低43%。

3. 蔬菜与水果

世界卫生组织（WHO）一直以来强调减少肉类、增加水果和蔬菜摄入，有助于降低结直肠癌的发病率。

美国一项前瞻性研究表明，蔬菜及谷物消耗量高的男性与消

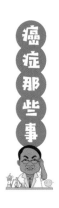

耗量低的男性相比，前者患结肠癌的危险性下降25％，女性下降38％，其作用机制的研究集中在蔬菜和水果中含有的抗致癌原。化学家已从蔬果提取物中分离出100余种有机物，即抑制性抗突变、抗癌发生或抗癌进展的化学物，其中大蒜具有最强保护作用而使人们免患远端结肠癌。

4. 矿物质和维生素

硒、锌、钙、铁等矿物质及氟化物被认为对预防结肠癌有重要作用。硒可改变致癌原的代谢，抑制细胞增殖，保护机体免受氧化剂损害。钙离子与脂质结合形成不溶性钙皂，从而抑制脂肪酸和胆酸的作用。美国犹他和夏威夷等地的研究发现，摄入高钙者比摄入低钙者的大肠癌发病率显著降低。抗氧化剂维生素A、维生素C、维生素E等可抑制自由基反应而防止其对DNA的损害，还能使腺瘤患者结肠上皮的过度增生逆转为正常。

 遗传因素

家族史是结直肠癌的重要危险因素。近亲中有1人患结直肠癌的，其本身患此癌的危险性约为2倍；更多亲属有此癌的，则危险性更大。根据遗传流行病学研究，结直肠癌确实存在家族聚集现象，且一级亲属的遗传率明显高于二级亲属。除家族性腺瘤性息肉病和Gardner综合征（家族性结肠息肉病）外，遗传性非息肉病性结肠癌（林奇综合征）占遗传性大肠癌发病的3％～5％。

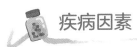 **疾病因素**

1. 肠道慢性炎症、息肉、腺瘤

据估计，3%～5%的慢性溃疡性结肠炎者会发生癌变，慢性溃疡性结肠炎病史20年的癌变率为12.5%，病史30年的癌变率达40%。有人认为，15%～40%的结肠癌起源于结肠多发性息肉，其癌前期病程为5～20年。家族性腺瘤性息肉病患者25岁时腺瘤恶变率为9.4%，30岁时为50%，50岁以前几乎100%恶变，中位恶变年龄为36岁。腺瘤也会癌变，其癌变率与腺瘤大小、病理类型、有无蒂、不典型增生程度等相关。腺瘤<1厘米的，癌变率<2%；腺瘤>3厘米的，癌变率超过40%。

2. 血吸虫病

由于我国江浙一带为血吸虫病流行区，而该地区也是结直肠癌高发区，这就提示我们，血吸虫病可能与结直肠癌的发病有关。但从流行病学研究所得到的证据很少，特别是目前血吸虫病已日渐得到控制，而结直肠癌的发病率和死亡率均未相应下降。

3. 克罗恩病（Crohn disease）

克罗恩病好发在回肠末段及回盲部，但整个消化道均可发病，发于结肠的克罗恩病占所有病例的40%。一般认为，克罗恩病癌变率比慢性溃疡性结肠炎低，但比普通人群高4～20倍。克罗恩病癌变的发生率与发生部位相关，若发生在部分小肠，癌变率约为25%，若发生在结肠，癌变率约为70%，其他部位者，癌

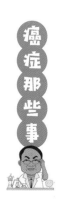
变率约为5%。克罗恩病癌变中，约有10%为多发性，因此预后较差。

4. 其他疾病治疗的影响

有文献报道，宫颈癌局部放疗后发生的直肠或乙状结肠癌，癌变潜伏期一般在10年以上，癌变危险性随放疗药物剂量增加而增加。又有研究显示，接受胆囊切除术者有易患结肠癌的倾向，大约比普通人群高1.5倍。

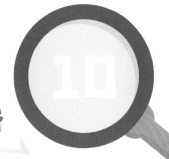

老年人结直肠癌治疗策略

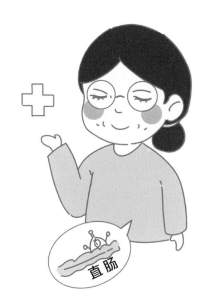

直肠

据统计，欧洲和美国60%的癌症新病例和70%以上的癌症死亡病例都是65岁或65岁以上的老年人，大约50%的结直肠癌患者年龄超过70岁，而且中位发病年龄约为73岁。英国结直肠癌发病高峰年龄为70岁，5%～10%为80岁。一般认为，我国结直肠癌发病年龄较欧美国家提前12～18年，但近年统计表明，我国结直肠癌患者有老龄化趋向，上海结直肠癌患者的中位发病年龄为61岁，广州为64岁，天津也是64岁（男性64岁、女性65岁）。

老年人结直肠癌发病数继续增多，然而老年患者（≥65岁）的相对生存时间通常比年轻患者短一些，这可能是由于发现时往往

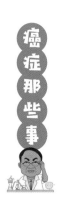

已为晚期，也可能是由于他们常常接受不恰当的或不足的治疗。目前的诊治指南所依据的临床试验极少纳入老年人，能参与临床试验的70岁以上患者只占试验人数的8%～13%，发表的涉及75岁以上患者的资料更是稀少。究其原因，一是来自医生的偏见，担心老年患者无法耐受治疗或无法从治疗中获益；二是来自患者及其家属成员的偏见，怀疑新治疗是否有效并担心药物的毒性反应，有的家属更认为患者年事已高，不求长期生存，只求无痛而终。由于缺乏老年人结直肠癌循证医学的数据，在施治时只能按年轻人的指南或专家个人经验，这就容易造成治疗过度，产生的毒副作用大于治疗作用，也可能因治疗不足导致更高的复发率和死亡率。

根治性手术切除是结直肠癌最主要的治疗方法。无论人口统计数据如何变化及术后并发症如何增多，手术仍然是老年结直肠癌患者的主要治疗方法。事实上，老年人结直肠癌患者至少可以在短期内从手术中获益。

但是老年人腹部手术风险远超预期。美国每年约有200万老年人（≥65岁）接受腹部手术。Massarweh分析1987—2004年美国华盛顿州101 318例65岁以上老年人接受包括结肠癌手术在内的腹部手术的资料，发现术后90天的并发症发生率和死亡率分别达到17.3%和5.4%，而且随着年龄增长，这两项指标进一步增加。

临床上，老年人术后并发症与死亡的发生绝大多数与其伴发疾病有关，例如心脏病、高血压、慢性气管炎、哮喘或重要器官功能障碍，所以围手术期的评估与干预可能是未来改善术后老年结直肠癌患者远期受益的重要策略。对老年人施行全大肠切除、全盆清扫、多器官联合切除（如结肠癌右半结肠联合胰十二指肠切除手术）等之前应认真进行术前检查，对患者进行身心全面评估，只要达到根治切除标准就不必预防性扩大，术中冰冻切片可帮助手术取舍。在淋巴结清扫时，不宜一律将脉管"骨骼化"。术后进入重症监护室（ICU）严密监护，也是减少并发症与死亡的重要措施。当前，微创手术已在大医院广泛开展，腹腔镜手术与经肛门微创手术（TEM）也为一些结直肠癌手术后的老年人提供了更快康复的机会。

关于辅助治疗问题，结直肠癌术后异时性肝转移的发生率可达50%，直肠癌局部复发率达3%～50%（中位数18.5%）。因此，术后辅助治疗显得十分重要。临床试验已证明，术后辅助化疗可以提高疗效，特别是对于Ⅲ期结肠癌，可提高其生存率，降低其复发率，并可形成可供选择的标准方案。有资料表明，术后辅助化疗可使结直肠癌复发率降低25%～30%，绝对生存率提高7%～12%。

但是，实际上老年人接受化疗的比例较小，直到现在，不少外科医生还是主张对老年结直肠癌患者不予以辅助化疗。事实上，现有不少的临床资料表明，老年人（≥65岁或>70岁）接受辅助化疗有着很好的耐受性。

老年人罹患结直肠癌的人数越来越多，尽管他们年事已高，身心状况、器官功能、免疫状态、就医条件、伴发疾病等与年轻患者不同，但仍然需要结合外科治疗和相应的辅助治疗以求更佳效果。在处理策略上，不宜以时间、年龄来确定治疗方案，应着重于生理年龄，而且最主要的是对老年患者进行全面评估，包括老年病学的评估和深入的肿瘤学评估，由多学科专家共同商讨，制订出多学科的、个体化的治疗方案和随访计划。

11 结直肠癌根治术后多久才能算"治愈"

结直肠癌根治术后观察多长时间无复发、转移才能算完全治愈？术后5年、10年、15年、20年的复发、转移风险如何？术后长期随访的终点是何时，是终身吗？

据文献报道，20%～30%的结直肠癌患者就医时已发生转移，难以做根治性切除；40%～50%的患者术后会出现复发或转移，其中，小部分患者复发、转移发生的时间在术后5年以后，甚至超过10年。早期结直肠癌患者预后相对较好，Ⅰ期结直肠癌患者的5年生存率在90%以上，而Ⅲ期结直肠癌患者的5年生存率则降至50%～60%。

目前指南推荐的随访策略是：术后2年内每3个月复查1次，术后3～5年则每6个月复查1次。然而，手术5年以后应如何随访，指南并未给出明确指导，临床应用中每家医院的具体情况也不尽相同。

不可忽视的是，由于术后存在复发、转移的可能，长期生存患者仍然背负着极大的心理压力，而每年的随访复查也给患者带来一定的经济负担。

　　某肿瘤防治中心开展了一项大规模的长期观察性研究，对20多年来在该中心接受结直肠癌根治手术的1079例患者进行长期随访，并记录其复发、转移情况。结果发现：结直肠癌根治术后患者15年累计生存率为52.2%；已知复发、转移患者中，99.3%（268/270）发生在术后15年内，仅0.7%发生在15年以上；术后15年少有患者死于结直肠癌。因此，对于接受结直肠癌根治术后15年内无复发、转移的患者，可以认为其已临床治愈，让这类患者转入常规健康体检，按照普通人群进行每年的防癌健康筛查，可以减轻其心理负担，同时兼顾缓解其经济压力。

接受结直肠癌根治术后15年内无复发、转移的患者，可以认为其已临床治愈。

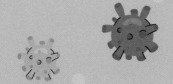
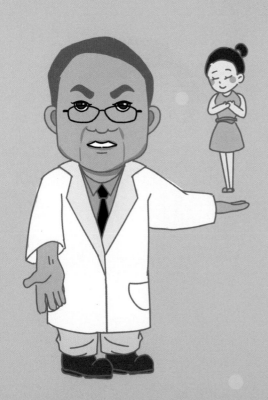

第三章

关爱女性，
防治乳腺癌

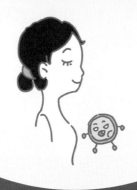

"红颜杀手"乳腺癌的
辨别与预防

在医学界，恶名昭著的"红颜杀手"指乳腺癌，此病是女性最常见的癌症之一。2020年，全世界有226万乳腺癌新病例，占癌症发病率的第一位；并有68万女性死于乳腺癌，占癌症死亡率的第五位。纵观近半个世纪以来，无论国内外，乳腺癌发病率均呈上升趋势，而死亡率却无明显变化。此病好发于40～60岁绝经前后的女性（男性患乳腺癌极少，约为女性的1%），最常见的症状是乳房内无痛性肿块，大多是患者无意中发现。可惜的是，早期患者无痛感，对此肿块不以为意，任其发展。所以，患者就诊时，大多数已发生腋窝淋巴结转移，甚至发生骨转移，以致失去根治的机会。事实上，如果可以做到早期发现、早期诊断和早期治疗，90%的乳腺癌是可以治愈的。

如何提防乳腺癌呢？虽然乳腺癌的真正病因尚未明了，但有许多资料表明其发病与以下4个因素相关：一是与内分泌紊乱或雌激素水平过高有关；二是与高脂肪饮食和肥胖有关；三是与放射线照射有关；四是与遗传易感因素相关。所以，年龄段在40～60岁的女性要特别警惕有无乳房肿块，因为处于绝经前后年

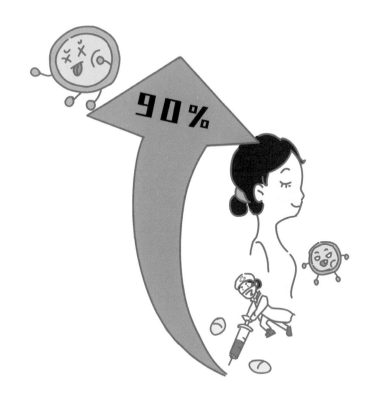

龄阶段，内分泌功能较为紊乱。此外，不要滥用雌激素，合理安排膳食，避免高脂饮食、控制体重、适当运动以增强体质等，对预防乳腺癌都有好处。对于家族中有乳腺癌患者的，其姐妹及女儿更应定期接受筛查，她们患乳腺癌的机会比正常人群（无乳腺癌家族史）高3~8倍。尽管最近有人提出女性定期自我检查乳腺的方法没有任何好处，甚至会带来危害，但是更多人认为乳房自检是一种方便易行的早期发现乳腺癌的方法，问题在于要在加强癌症健康教育的基础上，使女性对乳腺癌有一个正确的认识，并掌握自检方法，坚持每月自我检查1次，发现问题则及时就医检查。这种做法，只会有好处，并无危害。

　　还有一种特殊情况是双侧乳腺癌，同时或异时出现，所以一

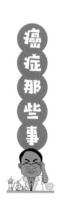

侧出现乳腺癌，更应重视对侧乳腺的检查和随诊，如能及时发现和治疗，效果仍然是良好的。

目前乳腺癌的临床诊断主要依靠X线检查、B超、CT或MR、细针穿刺细胞学检查和病理活检，术前诊断准确率达90%以上。

我曾有个患者，因为洗澡时偶然发现右侧乳房有一个似乒乓球大的肿块，不痛，且可以推动，便前来咨询。我第一句话是问她多大年纪，她说刚大学毕业，年仅24岁。随后，我给她检查了一下，告诉她不要惊慌，她患的是乳腺纤维腺瘤，通过手术切除就可以了。

我告诉她，乳房肿块最常见的是乳腺囊性增生症，好发于40岁左右的女性，其特征是与月经有关，往往经前有乳房胀痛，肿块呈多个砂粒或花生米状，时大时小，在女性群体中十分常见；其次是乳腺纤维腺瘤，一般发生在30岁以下的女性，质地韧实、可活动，手术切除即可治愈；此外就是乳腺癌，正如上述。

听了之后，她放心地离开，准备安排合适的时间到医院进一步诊治。

远离乳腺癌，做好"三早"

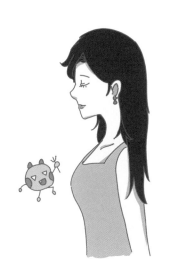

2

乳腺癌被称为"红颜杀手"，就是因为它是严重威胁女性健康的疾病。据2020年统计，乳腺癌发病数已超过肺癌，居所有癌症的首位。乳腺癌对女性的危害不仅仅是常见、多发，更甚的是如处理不当，致死甚多。据1991—2000年的统计，我国城市及农村的乳腺癌患者死亡率分别增加了38.9%和39.7%，加上目前乳腺癌的治疗仍然以手术切除为主，极大地增加了女性心灵创伤和心理负担。

其实，在诸多癌症当中，乳腺癌应该是最容易早期发现、早期诊断的癌症之一，而且早期乳腺癌的治疗效果极佳，Ⅰ期乳腺

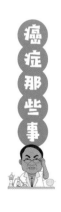

癌的治愈率为90％以上，Ⅱ期乳腺癌的治愈率为70％，到Ⅲ期乳腺癌的治愈率明显下降，很难达到50％。

与乳腺癌做斗争，最好的方法就是预防，防止其发生、发展和恶化。医学上有所谓一级、二级、三级预防。一级预防是病因预防，虽然乳腺癌的真正病因还未明确，但是关于其发病因素方面的研究颇多，一般认为乳腺癌与家族易感性（遗传因素）、内外源内分泌紊乱、高脂肪与高热量饮食、电离辐射、少运动和某些乳腺疾病（癌前病变）有关。所以，我们强调女性应注意均衡饮食，勿摄入过多动物脂肪和高热量食物，保持正常体重。有人调查发现，肥胖者的乳腺癌发病率增加；绝经后女性增加10千克体重，乳腺癌的危险性将增加80％。此外，不滥用激素类药物，特别是雌激素，以免引起内分泌紊乱；母乳喂养能减少乳腺癌的发生，已有统计支持；少接触放射线，常参加体育活动，锻炼身体，保持身心健康；对于乳腺小叶增生症，应及时治疗。二级预防就是早期发现、早期诊断和早期治疗（俗称"三早"）。乳腺癌的早期治疗效果特别好，90％以上能治愈。三级预防指对已知患有的某种疾病采取措施，积极治疗，防止病情进一步发展和恶化。乳腺癌可通过手术和化疗控制病情，减少并发症。

如何能够早期发现乳腺癌呢？

第一，广泛开展防癌健康教育，宣传乳腺癌的危害性、乳腺癌的早期表现（如乳房肿块、乳头溢液溢血、乳头回缩、腋窝淋巴结肿大等）和预防措施。

第二，提倡女性自我检查乳房，成年女性每月检查双侧乳房和腋窝1次。

第三，定期筛查或普查。因乳腺癌早期肿块细小，又无疼痛，患者自己难以发现，所以应定期开展筛查或普查，由医务人员给女性做检查，并配合必要的X线或超声波检查。

早年，原卫生部委托中国抗癌协会组织实施"全国百万妇女乳腺普查工程"。这项全国性政府公益事业的开展，体现了党和国家对广大女性身心健康的关怀。这项工程已引起全球医学界的关注，其目的是通过普查，实施对女性乳腺癌的早期发现、早期诊断和早期治疗，从而实现"远离乳腺癌，保持妇女身心健康"的目标。在全国范围内广泛开展乳腺癌普查工作，不仅可提高早期乳腺癌的检出率、降低乳腺癌患者死亡率，更重要的是通过实施这项工程，增强广大女性健康意识。

根据国内外已有的经验，为了早期发现乳腺癌，提倡20～39岁女性，每月自我检查乳房1次，每3年做临床体检1次；40～49岁女性，除了每月自我检查乳房外，每年做临床体检1次，每1～2年进行乳房X线摄片检查1次；50岁以上女性，每月自我检查乳房1次，每年进行临床体检和乳房X线摄片检查1次。有乳腺癌家族史、有乳腺癌或乳腺良性肿瘤病史、未生育、月经初潮年龄小于12岁或55岁以后停经、进食过量动物脂肪而且绝经后体重超重、长期口服或注射雌激素、患有乳腺不典型增生症等的乳腺癌高危女性，更应注意定期检查。

发现乳房肿块的女性朋友也不必害怕，应到正规医院进一步检查，明确诊断。若为良性肿瘤，则予切除；若为乳腺增生症，应接受药物治疗；若为乳腺癌，则应及早进行手术或化疗、放疗和其他方法的综合治疗。

早期发现乳腺癌有妙招

女性乳腺癌其实很常见。在我国，乳腺癌发病率各地不相同，以上海为例，此病居女性恶性肿瘤的第二位，仅次于宫颈癌；广州市的数据表明，其死亡率占第九位，大约每5天有1名居民因乳腺癌离世。可见，乳腺癌实为危害广大女性健康的严重疾病。

怎样才能做到早期发现乳腺癌呢？最有效的方法就是让女性懂得乳腺自我检查（简称自检法），并定期进行肿瘤普查。

20岁以上的女性，每月于月经干净1周后，自己用手检查双侧乳房1次。检查方法是解开上衣，平躺在床上，将薄枕头垫在肩背部，将左上肢上举过头，然后用右手掌或并拢的手指平行轻轻按揉左侧乳房，可由中央的乳头、乳晕开始，按逆时针方向旋转，由内向外、细致地触摸整个乳房。注意触摸范围上达锁骨，下至肋弓，再以同样的方法用左手检查右侧乳房。检查时注意手指并拢，平行按揉，切勿用手指抓捏。除了扪乳房外，尚要扪双侧腋窝。如果自检发现有肿物或结节，不论其大小、质地软硬，均应找医生进一步检查。此外，如果发现乳头溢液（呈血性或浆液性），乳头糜烂、瘙痒或回缩，也应及早找医生诊治。

乳腺癌自我检查方法

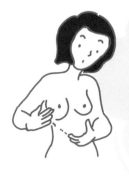

① 用手碰触乳房，感觉是否有硬块。当硬块出现在乳头附近时，乳头可能会转向或凹陷。

② 用拇指与食指指端抓捏乳房，检查是否有硬块、相应皮肤有无皱纹、与四周分界是否不清，以及能否推动。

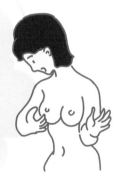

③ 在头部以下的右背与右臂下安放枕头，然后用左手手指检查右侧乳房，同时检查右侧腋窝是否有硬块。用同样的方法检查左侧乳房。

第三章 关爱女性，防治乳腺癌

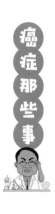

④ 洗澡时，在镜子前照出上半身，高举双手，细心观察是否有左右乳头不在一条水平线上、乳头溃烂、皮肤凹陷、乳头回缩或抬高、乳头溢液等异常。

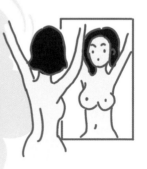

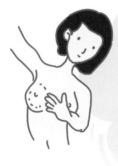

⑤ 将左手食指、中指、无名指并排，以指腹轻按右侧乳房，并以乳头为中心，向外螺旋式画圈，检查是否有硬块。用同样的方法检查左侧乳房。

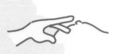

⑥ 以上检查，每月至少进行1次。自我检查最宜在月经干净后1周进行。

资料表明，"三早"（早期发现、早期诊断、早期治疗）是治疗乳腺癌的关键。坚持自检的女性，发现乳腺癌时，早期就诊，则治疗后生存率高，死亡率低。

近年来，除了临床检查外，尚应用乳腺X线片、热图像、细针穿刺细胞学检查、超声断层摄影、乳管造影和病理活检，对直径为0.5~1厘米的微小乳腺癌也能做出准确诊断。这些早期发现的微小乳腺癌，施行比较简单的手术也可获得长期治愈。

当然，不是所有乳房肿块都是癌症。女性乳房肿块最常见的有下面3种：

一是乳腺囊性增生症，以40岁左右多见，病程长，发展慢，常有乳房胀痛或刺痛，多在月经前加剧，两侧乳房都有肿块，但边缘不清楚，呈结节或砂粒状，质地柔韧或囊性，腋窝淋巴结不大。

二是乳腺纤维腺瘤，多发生于30岁以下的年轻女性，多为单个肿物，大小如乒乓球，活动性大，边缘清楚，质地韧实，无疼痛，手术切除就可治愈。

三是乳腺癌，多发生于45岁以上的女性，肿块质硬，凹凸不平，皮肤有凹陷或呈橘皮样改变，乳头抬高或回缩，腋窝淋巴结肿大。

虽说三者有不同表现，但要确认究竟是哪一种，建议自检发现有乳房肿块的女性及早找医生进一步确诊，千万不要抱有侥幸心理。

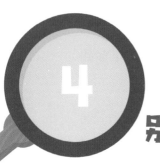

别大意！
男性也会患乳腺癌

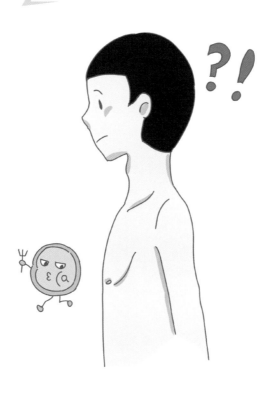

　　女性乳腺癌很常见，且发病率越来越高。2020年，全球统计女性乳腺癌发病数达226万，超过肺癌的220万，居所有癌症的第一位。有人会问，男性也会患乳腺癌吗？

　　答案是肯定的，男性也会患乳腺癌，不过比女性患乳腺癌的少得多。早在400多年前，就有医者指出乳腺癌也可发生在男性身上。1972年，克里奇洛（Crichlow）收集1900—1972年的文献发现，全球已有2 217例男性乳腺癌报告。据统计，男性乳腺癌仅占男性全部癌症的0.33%～1.5%，占全部乳腺癌（男女合计）的1%左右。

本病好发于老年男性，国外报告平均59.6岁，且病程较长，延误时间也较长，有的达2～10年，所以确诊时多为晚期。首发症状以乳晕下或乳晕旁无痛性肿块最多，占71%～87%，左侧比右侧多见。

发病因素至少与内分泌失调相关，特别是雌激素的影响，与男性乳腺发育、曲细精管发育不全和长期服用雌激素治疗有关。

男性乳腺癌的治疗效果比女性乳腺癌好，文献报告去势手术（睾丸切除术）一半以上都有效。如有条件，应行根治性切除，术后根据腋窝淋巴结转移情况再辅以去势、放疗或化疗，以获得彻底治愈。

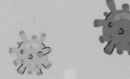
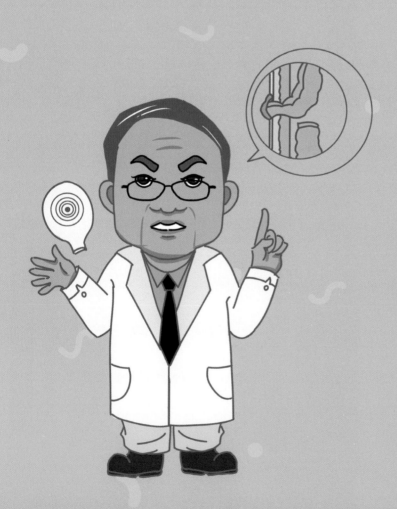

第四章

造口那些事

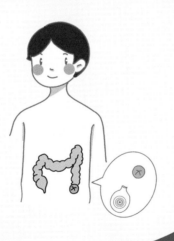
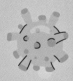
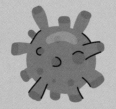

造口还是出口

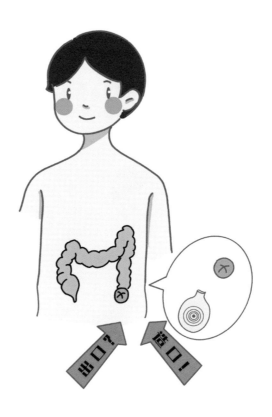

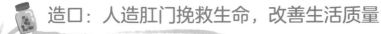

造口：人造肛门挽救生命，改善生活质量

什么叫造口？这得从2001年的一次庆典说起。当年2月4日，中山医科大学造口治疗师学校（中山医科大学为今中山大学北校区前身）正式成立，这是我国第一所培养专业造口治疗师的学校。因为是第一所，所以国内外有关人士都十分关注。成立典礼那天，主办单位中山医科大学、香港大学和香港造瘘治疗师学会的领导、广东省卫生厅领导及世界造口治疗师协会主席，还有来自日本、美国、澳大利亚等国的嘉宾都应邀出席。嘉宾们陆续来到，典礼就要开始了。我再次检查各项准备工作是否到位，看到友好单位送来不少花篮，上面的内容却让我大吃一惊，原来每个花篮的红绸上竟然写着"热烈祝贺中山医科大学出口治疗学校成立"。我们成立的是造口治疗师学校，要不要马上将"出口"改为"造口"呢？还有5分钟就开会了，真叫人着急！后来我平心静气地细想一下，不改也好，"造口"其实也是"出口"的意思。

为什么？造口的希腊语是Stoma，原意就是开口。所谓"肠造口"，就是由外科医生将一段肠管（通常是乙状结肠、横结肠或回肠）拉到腹壁上，并打开一个出口，让粪便排出，所以俗称"人造肛门"。如果造口是为了排出尿液，则叫"尿路造口"或"小便造口"。

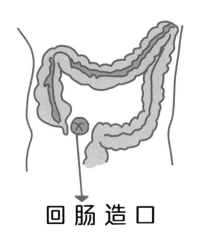

回 肠 造 口

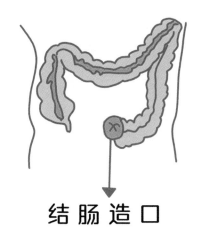

结 肠 造 口

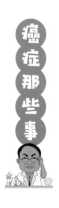

别小看"造口"这玩意儿，它常常是挽救生命、延续生命和改善患者生活质量的重要手段。美国每年肠造口者约有10万，英国亦如此。我国估计每年新增肠造口者约10万人，全世界累计"造口人"（肠造口者）近100万。最常见的需要造口的疾病包括结直肠癌、溃疡性结肠炎、放射性结肠炎、先天性肛门闭锁、腹部外伤、肠梗阻和尿路梗阻等。

第一个肠造口

其实，很早以前就有肠造口的说法。《圣经》里也提到古代战士腹部被刺伤，肠内容物流出，之后有的战士带着肠瘘生存，当然大多数受伤战士的结局还是死亡。这种由病伤造成的肠造口外科称为"自然性肠造口"。

至于有目的、有计划地行造口术治疗疾病，仅有200多年历史。第一例肠造口术是在1776年，法国外科医生皮洛尔为缓解一例直肠癌患者的完全性肠梗阻，为患者施行了盲肠造口术，可惜术后发生粪性腹膜炎，术后28天患者死亡。首例肠造口术成功且挽救了患者生命的是法国医生迪克（C. Duret）。1793年，他成功地为一例出生3天的先天性肛门闭锁婴儿施行了髂窝部结肠造口术，此婴儿术后伴随着肠造口生存了45年。

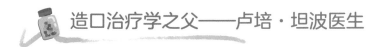造口治疗学之父——卢培·坦波医生

肠造口虽然能挽救生命、延续生命，但是也常带来不少麻

烦，因为肠造口往往不能自主控制，粪便或尿液随时可能横流，弄得臭气熏天，甚至引起造口周围皮肤发炎，使造口者感到无比烦恼。虽然患者被外科医生从死亡线上拉了回来，但又陷入痛苦的深渊。因此，造口者需要更多的关心，需要专门护理，需要康复指导。

才华超卓的美国医生卢培·坦波（Rupert Beach Turnbull，1913—1981）首先提出肠造口是一门新的学科——造口治疗学。他认为肠造口治疗是一种特别的护理，除了要注意肠造口的技术外，须格外注意造口者的腹部造口护理，预防和治疗肠造口的并发症，开展造口者及其家属的心理咨询，为造口者提供康复治疗指导。坦波医生在一次整理他的老师琼斯（Jones）医生的办公桌时，偶然打翻了一瓶Karaya（一种梧桐胶）粉剂。此粉剂粘住他的手很难脱去。坦波医生从中得到启发，用Karaya粉剂作为瘘管及肠造口周围皮肤的保护剂。不久，他和沃尔特（Walter）医生设计出新一代的造口袋（人工肛袋）。1958年，他培养了世界第一位造口治疗师诺玛·基尔（Norma Gill，1926—1998）；1961年，创办世界第一所造口治疗师学校；1969年，主持成立北美造口治疗师协会（后来改为国际造口治疗师协会）。到1978年，克里夫兰医院肛肠外科已培养8批专业造口治疗师（简称ET）。坦波退休后，以他名字命名的造口治疗师学校培养了数以百计的造口治疗师。由此可见，"造口治疗学之父"的光荣称号，坦波医生受之无愧。

当然，坦波医生的贡献不仅限于造口治疗方面，他还是世界闻名的溃疡性结肠炎、克隆病专家，创立了不接触结肠肿瘤隔离

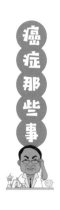
切除术，使患者术后生存率大大提高。另外，他还写了许多专著和论文。更值得人们推崇和怀念的是他的人品，他对患者的关心和照顾无微不至。直到病重期间，他仍然用电话指导值班医生做晚期直肠癌手术。他为人谦逊，讲文明，尊重他人，待人诚恳，同时热爱生活，坚持真理，亦能听取学术上的不同见解。坦波医生是所有外科医生、护士、造口治疗师的学习榜样。

肠造口治疗之母——诺玛·基尔

诺玛·基尔被誉为世界"肠造口治疗之母"，也是世界上第一位造口治疗师。她的经历可谓"久病成医"。1949年，有2个孩子的全职妈妈诺玛·基尔患了严重的溃疡性结肠炎。1954年，她第三次怀孕时病情加重，被送到克里夫兰医院，坦波医生为她切除病变并做了回肠造口术。术后是她自己护理的造口。她有切身体会，所以非常热心地帮助其他造口者。她曾拜访并咨询28位医生，每次咨询后都会自购一些器材处理肠造口，使为她治疗的坦波医生非常感动。

1958年10月，坦波医生请她到克里夫兰医院当造口治疗师，专职做造口护理。她那时已经38岁，有3个孩子，但是她全心全意地为造口者服务，每天乘坐公共汽车走70英里（1英里约等于1.6千米）路往返于克里夫兰和奥克兰，白天在克里夫兰医院工作，夜间在奥克兰访视造口者，从不计较个人休息时间。不少造口者登门拜访，都获得了帮助，满意而归。诺玛·基尔的名声传遍全美国，造口者都可在克里夫兰医院得到专业的护理指导，同时造口者也要求训练更多的专业造口治疗师。直到1968年，诺玛·基尔仍是克里夫兰医院唯一的专业造口治疗师，但她已护理过1 455名新造口者，并培训了33名专业造口治疗师。到1978年，她培养了282名专业造口治疗师，其中64名是外国人。1969年，她协助坦波医生建立世界第一个造口治疗师协会——北美造口治疗师协会；1974年，协助建立国际造口协会（IOA）；1976年，建立世界造口治疗师协会（WCET）。由于她对IOA和WCET的建立及对世界造口治疗事业的促进和发展做出了极大的贡献，因而获得极高的荣誉。她在世期间，访问了12个国家并传授造口护理经验。

她对中国的造口事业十分关心，曾应邀到我国讲学，利用自己的讲学经费资助2名我国护士到澳大利亚学习造口治疗专业知识，并捐出自己收藏的200余种造口杂志、书籍，帮助我国建立造口图书馆。

造口康复治疗，不可忽视的环节

随着社会的进步，癌症患者也对医生提出了更高的要求：不仅要活下去，而且要活得好。实际上，这也是医学模式转变的必然——以此来考察以往的直肠癌根治手术，因为要切除肛门，在腹壁做人造肛门，对患者的心理产生极大的影响，也确实给患者的生活带来极大的不便，所以，保留肛门的直肠癌手术（简称保肛手术），因其保留了正常的排便功能而受到患者的欢迎。但是否所有的直肠癌手术都适于保留肛门呢？

近年来，我国的保肛手术确有增多趋势，大约占了直肠癌手术的1/3。但同时也应看到，保肛手术也有被滥用的倾向。有的医生甚至是利用患者的心理趋向，要求患者适应术式而不是根据具体病情选择适当的术式。

实际上，只有早期的直肠癌病例才适于保肛手术。对直肠癌患者而言，可以保留肛门而被切除肛门是悲惨的，而因追求保肛而不顾直肠癌是否切除干净，则更为悲惨。所以我认为，直肠癌手术，保命第一，保肛第二。在保命的基础上千方百计地保住肛门，是直肠癌必须遵循的手术原则。

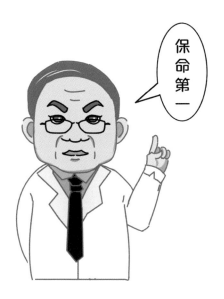

造口术除了有肠造口外，还涵盖胃造口、气管造口、肾造口等。虽然造口术把众多患者从死亡边缘挽救过来，但是造口术带来的诸多并发症也给患者带来终身的烦恼和痛苦。

以肠造口为例，据国外文献报道，结肠造口术后并发症发生率高达21%～71%，国内报道这个数据为16.3%～53.8%。

此外，造口者的精神创伤和心理损害更应引起医生的重视。造口者在造口术前、造口术后会经历一连串的心理打击，开始时感到震惊、愤怒、惧怕，随后感到悲观、失望、自卑、抑郁甚或厌世。高达25%的造口者有持久的临床抑郁症，其中5%的患者较为严重。早在1985年，心理学家诺德斯特罗姆（Nordstrom）就认为造口术对患者的心理影响远远超越对患者的生理影响。

 ## 规范肠造口术，预防和减少并发症

医生应重视肠造口术，不要以为造口术简单，完成主要手术

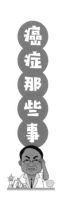

部分后，让有经验的高年资医生下手术台，由其助手继续完成肠造口；或者，肠造口术已近尾声，于是匆匆而为，缺少考虑，手术不够细致，或者图方便、快捷，用吻合口器做成一个扁平或凹陷的造口，殊不知，这样做，会让患者日后为造口周围皮肤病变等并发症而苦恼。

进行造口术前，医生必须给患者做好心理辅导，术前定位并加以标记。术中注意造口肠段要充分游离，拉出无张力，血运充足。造口皮肤皮下组织切除多少要适中，将提出的肠管外翻缝合后，使造口高出皮肤1～1.5厘米，这样可减少粪水性皮炎的发生。

做好患者精神治疗和心理安抚

对造口者出院前实施综合护理干预，能有效缓解患者的抑郁状况。多年来，我们组织造口者联谊会、玫瑰花俱乐部，开展造口访

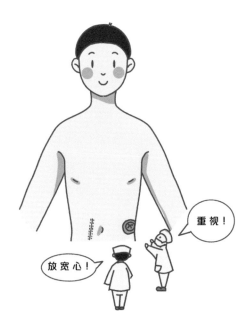

问者活动，大大舒缓了患者的心理压力，让患者更加自尊、自信、自强，使其完全回归社会，正常地工作，愉快地生活。

加快造口治疗师的培养，建立一支强大的专业队伍

我国造口康复治疗起步较迟，直至20世纪末，我国造口治疗师人数依然屈指可数。2001年，广州市创建我国第一所造口治疗师学校——中山医科大学造口治疗师学校后，北京、南京、上海、温州、长沙和济南等地相继建立同类学校共13所。迄今，全国获得世界造口治疗师协会认可的造口治疗师近3 000名，遍布26个省、市。但是与我国14亿人口相比，造口治疗师的数目还远远未达到要求，今后还要继续加快培养专业队伍，使广大造口者获得良好的康复治疗。

加强学术交流，提高造口康复治疗水平

造口术并非雕虫小技，其并发症的发生率远比其他胃肠切除术高。但迄今尚未见一套规范的造口康复治疗方案，各地手术方式不一，并发症多少不等，最简单的如人工肛门做成平坦型或凸起型、造口位置以哪里最为适宜等问题都尚未有定论。诸如此类的问题，确实需要进一步探讨，以便达成共识。

在评价优劣时，要注重患者的感受和生活质量。国内曾举办造口康复治疗的学术会议，但次数不多，参加人员亦有限；总结的临床经验分散在各种杂志，少有专题报道。为了促进学术交

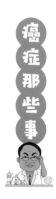
流，还需建立专业学会，设立相对长期的园地或论坛。

广泛宣传，唤起全社会对造口者和造口康复治疗的关注

由国际造口协会倡议并得到世界卫生组织认可，从1993年10月2日开始，每3年10月的第一个星期六被定为"世界造口日"（World Ostomy Day）。借此"世界造口日"，加大宣传力度，使人们理解造口者的所需所求，使造口者获得自信、自尊，使有关部门或厂家为造口者提供更优质的造口器材，使造口者能像普通人一样生活、工作、学习和娱乐。

现在，全国建立了38个造口联谊会或俱乐部，定期组织造口者活动，相互交流造口护理经验，听取有关造口的知识讲座，咨询医务人员等。广州、北京、上海、杭州、重庆、南京等地也开设了造口门诊，方便造口者就医，解决造口护理问题。有的医院还开展造口访问者活动，中山大学肿瘤防治中心已经建立相应制度，每2周安排造口者访问一次即将造口或刚刚造口的患者。

造口人故事：
随身带粪袋，盼出行更方便

　　造口，即因医学需要在人体上制造的开口。我国每年新增10万名造口人，他们身上的造口以肠造口和尿路造口最为常见。近年来，随着直肠癌发病率不断升高且患者呈现低龄化，在造口人中，年仅二三十岁的城市白领屡见不鲜。造口人生活、出行有诸多不便，渴望得到社会的支持。

　　作为造口人，他们要重新找回生活乐趣，甚至像健康人一样跳舞、游泳、泡温泉。然而，由于需要终身随身携带粪袋和尿袋，他们仍然面临着生活和工作上的种种尴尬与不便，希望得到社会的理解和支持，希望社会能听到他们的声音。

 造口人自述：不健康生活致病，心态积极迎生活

　　31岁的广州女白领朱小组是广州"造口访问者"中的一名活跃分子，也是最年轻的成员之一。一头潇洒的齐耳短发、标准的身材，常让许多新病友不敢相信朱小姐成为造口人已有3年。

155

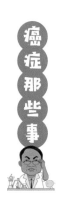

朱小姐硕士毕业后在一家环境咨询企业工作。和许多年轻白领一样，在巨大的工作压力之下，她的生活很不规律：频繁出差，每晚一两点才睡觉，经常吃盒饭、下馆子。这些都是诱发直肠癌的高危因素。

在出现便血3个月后，朱小姐不情愿地抽空到医院检查，很快被诊断结果吓呆了。当医生告诉她，只有切除病变肠段和肛门才能获得生存机会时，她才第一次知道"造口"为何物，她完全不能接受。

"医生反复跟我解释，师长和朋友们也不断鼓励我。特别是朋友的长辈曾做过造口术，也来对我现身说法。"朱小姐这才下定决心接受手术。父母同样对陌生的造口感到忧虑，尤其担心她成为造口人后遭受歧视。

在年轻造口人及其家属中，这种忧虑并不少见。朱小姐手术后确实自卑了好几个月，不过现在心态已经逐渐平复。在关系比较好的同事、朋友面前，她没有隐瞒自己作为造口人的身份，也因此获得更多的支持和理解。"首先，我不能把它当成障碍，别人才不会因此对我另眼相待。"

出差大城市，难寻造口袋

术后生活逐渐步入正轨，但朱小姐也遭遇了不少麻烦。她做咨询工作，经常出差。"在外出工作时更换造口袋比较困难，其实，到大城市出差也有麻烦。"有一次到外地出差1周，她忘记带造口袋。起初她以为大城市能买到造口袋，谁知跑了很多药

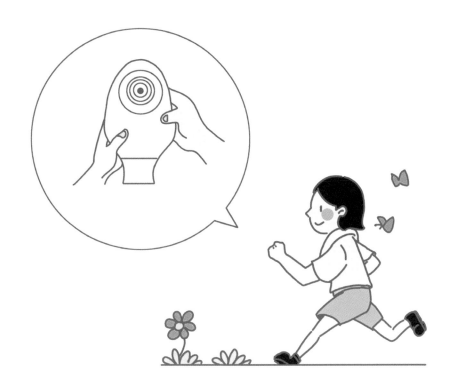

店，都没有找到，急得差点让相熟的医生和造口治疗师帮忙从广州快递造口袋过去。最后，经过网络查询，她才在邻近郊区的药店找到勉强合用的造口袋。

如今，朱小姐已经适应身体的变化。女孩子爱美，可造口袋不够贴身，她便通过搭配高腰且宽松的裤子，巧妙地进行掩饰。她还常笑着安慰年长的患者："您看我还没嫁人生子就成了造口人，不是一样过得好好的吗？"在满屋笑声中，患者也释怀了不少。

其实经过患病这场磨炼，她认为自己也有很多收获。她现在的生活规律多了，经常打羽毛球、跑步、爬山锻炼身体。每天最晚23时一定会睡觉，做事也更有耐心。更重要的是，她经常劝告不知爱惜身体的年轻朋友要珍惜健康。

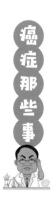

专业医护极为短缺，盼生活更有尊严

我总是和患者说，造口人的生活和普通人差不多，只是多了一个造口袋。由于随身携带粪袋，造口人常出现极大的心理压力。有些患者抑郁、自卑、害怕接触他人，甚至难以与家人相处。有些患者则因为缺乏造口护理指导和良好的造口器材，导致日常生活困难。造口人要定期更换、清洗造口袋，最怕外出旅行时遭遇不便。迄今，虽然国内已建立13所造口治疗师学校，但具备专业水平的造口治疗师仍然极为短缺。

如今，大肠癌患者越来越多，造口人的队伍也越来越庞大，急盼社会各界重视这个群体的困难。让造口人享受到更高的生活质量，需要医生的努力、政府的支持与公众的理解，也希望相关行业能为他们量身定制康复用品，让他们生活得更有尊严。比如改造残疾人厕所，或者在洗手池旁边加一个活动水龙头，这样造口人更换造口袋时就方便得多，工作、逛街或者外出旅游都不再怕麻烦。

造口人故事：
我的肛门移到了肚皮上

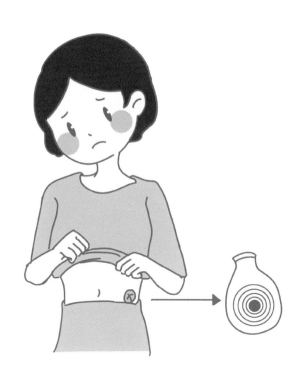

　　我是一名教师，在术后出院的一个月后，我重新出现在讲台上挥洒自如，别人根本就不知道我已成为一名造口人。直到有一天，一个学生一直盯着我，我下意识地往下瞧，天呀！衣角处胀得鼓鼓的。我逃难似地跑向厕所，原来是排出来的气积在袋子里出不来，造口袋就像一个气球挂在我腰间。从那以后，我选择性

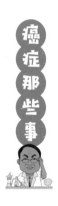

地使用附有过滤片的袋子，那种难堪的事情再也没有发生过。

游泳是我最喜欢的运动，恢复体力之后，得到医生的允许和护士的指导，我选择在晚上（经过一段时间的调节，我发现晚上的粪便较少）佩戴小型造口袋或造口栓，穿上较为宽松的泳衣，自由自在地游泳。

在饮食上，我家基本按照原先的习惯进行，但改掉了一些不科学的烹调方法。我会尽量少吃煎、炸、油腻的食物。有时为了到公共场所出席某些活动，我会有意地避免吃会产生异味和产气的食物，如洋葱、豆类、牛奶、啤酒等。为了变换口味，一向对烹调不感兴趣的丈夫特意找来几本菜谱，变着花样蒸、炖、焖、煮，每天都让我品尝到风格各异的菜式。我们早就知道，癌症是没有传染性的，所以跟以前一样围桌而吃，享受天伦之乐。

虽说爱美是女人的天性，但我一向都不太注重装饰。因为这个造口术，让我不得不从另一个角度来审视自己的形象，我不能再这样邋遢下去了。我换上时髦、颜色多样的休闲装，有时是职业套装，配以合适的首饰和头饰，化个淡妆，喷几滴香水，面带微笑、举止优雅地出现在不同的场合，让同事对我发出"士别三日，当刮目相看"的感慨。其实，这一切都要归功于我的丈夫，他是我的礼仪参谋。我和丈夫是大学同窗，恋爱几年，水到渠成地结婚生子，感情深厚。丈夫因为我得病，对我极为温柔体贴，减轻了我的自卑和忧虑。他还笑称我的肠造口为"红玫瑰"，与台湾造口联谊会"玫瑰之友"不谋而合。

现在，我是广州造口联谊会的热心成员，每年会参加1次聚会，每次都受益匪浅。特别是在"穗港造口人联谊会活动"中，香港造口人的乐观精神深深地感染和激励着我。我每隔2～3周到医院做1次义工，探望新的造口人和即将成为造口人的病友，介绍自己近10年来在这特殊人生路上的各种经验和体会，激励需要造口的病友好好珍惜生命。

（斯文）

第四章

造口那些事

造口人故事：
拥抱生活，造口人生也疯狂

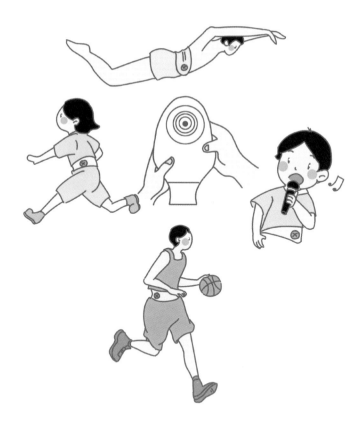

　　回顾自己作为造口人与造口探访志愿者这27年一路走来的历程，感触良多。从事造口探访志愿者这么多年来，几乎每次探访

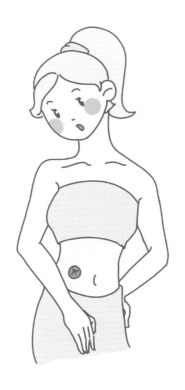

都能感受到患者及其家属的疑惑、赞许和感谢，而让我感到最快乐和欣慰的却是他们的疑惑：面前的怎么会是造口人？分明就是个正常人！这就对了，这也是我27年来康复路上所追求的。

　　27年前，就那么几个小时的手术，我就从一个正常人变为一个一辈子挂着造口袋的造口人，当年那刻骨铭心的情景仿佛又出现在眼前。那种痛苦、失落、彷徨与无助，与面前探访的新造口人的心情并无异样。幸而医生医术精湛，又有高度的社会责任感和爱心，及时引领最早的几位造口探访者为我排忧解难，解决了我术后遇到的许多困惑和疑难，激励我术后与他们一起并肩走上造口探访志愿者的路。

　　做一名合格的造口探访志愿者，最基本的就是在大肠癌患者及其家属面前有一个健康、乐观的正能量形象。在身体康复路

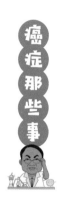

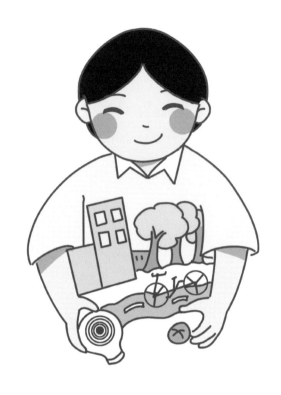

上，化疗结束后，我尝试了多种多样的运动进行恢复性锻炼，如游泳、跑步、打球等，循序渐进，持之以恒，收到了很好的效果，体魄逐渐健壮起来。如跑步，我从一次只能慢跑几百米，到现在可以变速跑7 000米以上。术后1年开始，我从只敢下水游10多分钟，到现在不断挑战自己，能够到地中海、爱琴海、红海中游泳浮潜，甚至负重器械在澳大利亚大堡礁潜水12米深。我最喜欢的羽毛球运动，从术后最初只能打来回球练习，到现在能与水平更高、更年轻的高手激烈过招。至今，我已连续15年参加省、市级业余羽毛球赛事，连续5年参加广州市"市长杯"羽毛球大赛中老年组赛事，均拿到不错的名次；外出旅游也能承受接连乘坐10多个小时的飞机、巴士或邮轮的旅途劳顿，最长曾连续在外游历60多天。我只有在需要更换造口袋的时候，才记起自己是个造口人。

在心理康复的漫漫长路上，最要紧的是与外界保持沟通，与人结伴而行，相互扶持、相互帮助、相互鼓励。这么多年来，我有幸与广州造口联谊会一群志同道合的理事及志愿者一起，坚持做有益的探访活动，不知不觉有27年了！当病床前的一个个新造口人经过探访交流，心中的痛苦、失落与彷徨得到释怀，露出笑容时，我的幸福感顿时充盈全身；当面前的大肠癌患者谈造口色变，经过我们现身说法后，勇敢、乐观地面对和接受造口术，家人也积极鼓励时，我感到莫大的欣慰。最难忘的是，多年前一位造口术后无法过自己这一关、表示出强烈轻生意愿的朋友，经过与之数小时的电话劝说疏导及多次跟进，终于帮助他走出来，选择了积极乐观的"造口人生"。后来，他甚至成为帮助造口人走出困境的大城市造口联谊会会长。至此，我们成为在不同地域一同为造口人服务的志愿者。

送人玫瑰，手有余香，在帮助他人的同时，也是在洗涤自己的心灵，也是在帮助自己成为一个造口正常人，使自己的心理素质更强大。

我在探访时常对被访者说："你的此时此刻，我也经历过。别灰心，今天你面前的我，就是明天、后天的你，加油！"27年造口康复路程上，每次在身体、心理上挑战自己，获得成功，就是向做回一个正常人的目标又迈近了一步。做人，做正常人，做永久造口的正常人，永无止境！

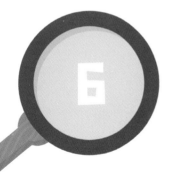

造口人故事：
我与造口相伴28年，
你也能遇见彩虹

1993年元旦前一天，是我人生中最黑暗的日子。因为那一天，我突然知道自己患了直肠癌。

那一天，我正常上班，在工作间隙到医院看病。因为近一段时间，我的大便带血，并未重视，以为只是痔疮又犯了。然而医生给我检查后，居然跟我聊起天来，问我的爱人在哪里上班、电话号码多少，还叫我在外面等一下。我感到莫名其妙，坐在诊室外面呆呆地等着。突然，看到我的爱人从外面神色紧张地跑过来，一看到我就为难地挤出笑容。他说找医生有点事，就径直走入诊室，不久就拿着我的病历和单据从诊室走出来，对我说："医生说你的痔疮比较大，这里检查不了，要到大医院检查一下。"我问去哪个医院，他说肿瘤医院吧。这时，我一下子反应过来了，天啊，恶性肿瘤！癌症！不治之症！我的心一下子掉到万丈深渊，顿时觉得天昏地暗，暴风雨来了！我没有继续追问病

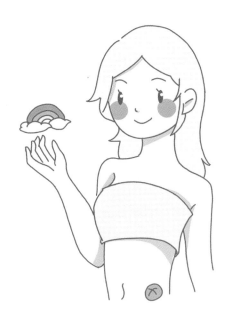

情，不敢面对这个令人绝望的结果，因为我不敢相信那是真的，也许是医生弄错了。

那年我才30岁，孩子3岁，家里上有高堂、下有幼子，我的脑海里一直出现"怎么办"这3个字。理智告诉我：一定要稳住这个家，一定要活下来。从那一天起，我一直提示自己，一定要努力保持冷静，要坚强；一定要保持正常的心态，才能保证有正常的免疫力和体力，才能经得起手术等一系列治疗。我还不断提醒自己：不能被病魔吓倒，不能"一夜愁白头"，这样于事无补，只会降低身体的免疫力，加速病情恶化，不利于同病魔斗争。我一定要争取时间，争取机会，争取以最好的状态，赢得治疗的最好时机。

1993年春节期间，我顺利地完成直肠癌根治手术，从此我的肠造口产生了，生命保住了。但面对这个突如其来的肠造口，我

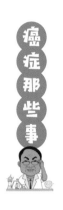

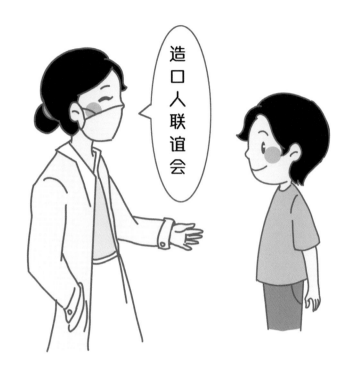

束手无策，以后我能正常生活吗？怎么护理？生活怎么办？工作怎么办？在我一无所知、一筹莫展的时候，医生亲切地对我说："放心，你的病灶切除了，肠子拐了一个弯，肛门换了一个地方，以后生活一切正常，工作也不会耽误的。"护士们也来对我说："你的肠造口是正常器官，无须特殊护理，只要选好袋子，注意皮肤护理，注意卫生就可以了。"

1996年，给我做手术的医院成立了"造口人联谊会"，专门为我们这些造口人排忧解难。从此，我们造口人有了一个家，在这个大家庭里，经常有造口治疗师义务为我们开设一系列的肠造口护理讲座，也经常有医生义务给我们开办肿瘤知识的普及培训班，还举办庆祝"世界造口日"等各种联欢会。香港造口人协会也经常与我们联谊、交流。我积极参加这些活动，从中学到很多肠造口护理知识、肿瘤预防知识。造口人朋友像兄弟姐妹一样，相互交流经验，倾诉心情，探讨饮食、养生、运动等知识。在这个大家庭里，我的顾虑打消了，问题得到解决，还找回了自信，得到了力量，心情变好了，生活质量提高了，知识面广了，我的生活也自然而然地变得丰富精彩了起来。化疗结束后，我回到单位照常上班，像病前一样参加集体活动，到外地甚至外省出差开会，正常地工作、生活。

风雨过后是彩虹。经过这次与死神的搏斗，我的性格发生了很大改变，变得勇敢、坚强了，也变得乐观、豁达了，我的生活越来越美好，家人们更加团结、更加理解和信任彼此，也更加热爱生活、珍惜生活。

如今，我与我的新成员"肠造口"和谐相处已经28年啦！我一直愉快地工作、生活着，直至退休。退休后，我坚持造口探访工作，同时常常与朋友结伴旅行。

在人生的旅途上，不可能都是阳光灿烂的日子，总会有风雨交加的时候，只要能坚强起来、坚持下去，不被困难吓倒，努力去争取，就一定能走出风雨，见到彩虹！

（李白云）

第四章 造口那些事

造口人故事：
"玫瑰"造口，铿锵生命

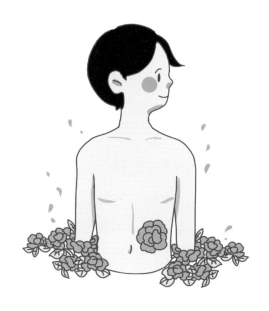

我是一名造口探访志愿者。见到郑先生时，除了惊喜，更多的是不可置信。他已经77岁，但红光满面，很热情地向我招手，完全看不出他曾是癌症患者。

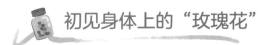

初见身体上的"玫瑰花"

郑先生说他在2007年发现自己得了膀胱癌，做了切除手术之后，从此有了肠造口。我们称它为身体上的"玫瑰花"。郑先生说："这朵'玫瑰花'是上帝给我打开的另一扇窗，它让我的生命能够延续下去，也随时给予我战胜困难的力量，激励我正常生活，帮助需要帮助的人。"事实上，他从康复之后也一直在做志愿者，希望帮助更多的患者早日摆脱消极的心态。

护理关，难也不难

造口不是伤口，它不过是我们身体的一部分，是不用过分伺候的。不过，如果不注意护理，可能会发炎，产生许多并发症，所以一定要学会自己护理。在医院里，护士可以帮忙换造口袋，但如果要提高自己的生活质量，就一定要过自己这一关——学会自己换造口袋。只要认识了造口，学会正确更换造口袋，生活质量就会有一个质的飞跃。

不要恐惧术后生活

人人有本难念的经。得了肠癌的患者，一定不要走弯路，不要放弃，要到正规医院接受治疗。很多人听到医生说根治之后5年内是关键的存活期，就干脆放弃治疗。但其实我们康复者在手术后，有超过15年、25年甚至更长的生存期，很多康复者的生活还很丰富，和正常人一样出去工作、跳舞和旅游等。

郑先生2007年做了手术，2008年就和太太去了北京，登上了万里长城。他说当时心情很激动，虽然成为造口人，但还是可

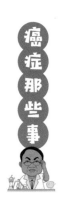

以和其他正常人一样登上万里长城，做一条好汉。"我能不激动吗？"那一刻，他的骄傲之情溢于言表。

其实，造口人坐飞机、火车、长途大巴是不用担心的，不必因为觉得自己和其他人不一样了，就哪里都不想去，整天待在家里。要有正确的心态，思想上放开就不怕了。游泳也是可以的，因为造口产品密封性很好，只要自己做好准备工作，比如游泳前换个新袋子，就可以保证不影响他人。

人在经历打击之后，总是无法自控地对所有美好的事物有所警惕，有时也会哭着问自己经历的这一切是梦吗？有时则会因为清楚美好的事物终将消逝而闷闷不乐。郑先生说，他想了很久，实在想不到除了积极投入，还有什么更好的方式去对待美好事物。

我们积极欣赏生命旅程沿途的风光，生命之光一定会照亮我们前进的大道。我们要正确对待自己的"玫瑰花"，接受它，呵护它，不要对它发脾气。生活中有很多和我们一样的人，大家都在各种形式的关爱和支持中坚持下来了。过程可能是艰辛的，但结果一定是美好的。相信我们能拥抱属于自己的铿锵人生，与"玫瑰花"同行，我行，你也行！

（黄小姐）

让全社会都来关爱造口人

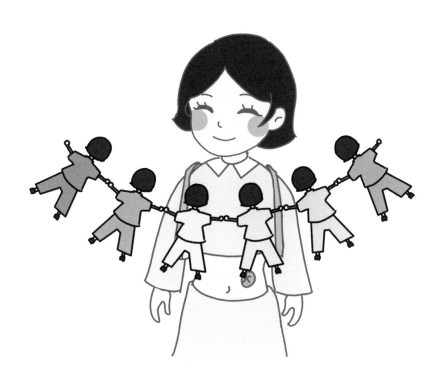

　　造口手术是指为了治疗上的需要，在腹部做一个开口作为大便或小便的出口（肠造口或尿路造口），俗称"人工肛门"。事实上，造口只是排便出口的改变。由于大便或小便是从腹壁人造出口排出，不能控制，因此患者需要长期佩戴造口袋来收集排泄

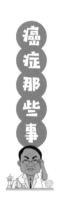

物。这种排便方式使患者在生理上、心理上受到严重打击，生活质量受到很大影响，有些人甚至对生活失去信心，感到悲观、失望。此时，他们需要医护人员的帮助，更需要家人乃至全社会的理解和支持。因此，如何提高处于康复期的造口人的生活质量，让他们重返社会，是摆在我们面前的重大课题。

过去，造口人一直都处于一个尴尬的境地——医生不管，护士又管不着，他们的苦闷和彷徨一直得不到重视。针对此种情况，一个造口人的组织——广州造口联谊会成立了。

广州造口联谊会成立于1994年，当时会员约有60人，主要成员是造口人，小部分是医务人员及造口用品厂家代表，发展到今天，已有会员600多人。但该会每年至少举办一次大型活动及几次小型活动，活动经费均由医院出资或厂家资助。但到目前为止，该会仍缺乏专职人员，从当初的筹备成立到今天初具规模的所有大小活动，都是医务人员利用自己的业余时间来安排的。还有许多古道热肠的人在为造口人奔波着，争取一点利益，他们可能是造口治疗师、外科医生，也可能是造口用品厂家代表及社会上的热心人士。这批人构建了一个较完善的服务体系，这个服务体系正在不断壮大，并且不断地改进。他们的目标是最大可能地帮助造口人，让他们跟以前一样生活，活得有尊严，尽量使造口用品在价格和款式上多样化，满足不同层次的造口人的需求。

就目前而言，一个造口人每月用于支付造口用品的平均费用在300～400元，他们将终身使用这些产品，而这笔开支是不列入公费医疗或医保费用的，这对于一部分人来说也是一个不小的负担。

基于相似的文化背景和地理位置，广州造口联谊会和香港造口人协会的交流很多。香港造口人协会成立至今，已有30多年历史，是一个真正意义上的患者组织，他们得到当地政府的资助，有专职的社工，因此组织发展快速，造口人的利益能得到保障。

我们呼吁政府及全社会各界热心人士都来关爱造口人，在物质上多多资助、精神上多多关心、生活上多多照顾，予以其方便。我们深信，在社会各界人士的关怀和支持下，广大造口人一定能生活得有意义、有尊严，明天更美好，阳光更灿烂。

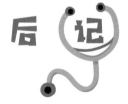

大医高德　大师仁心

　　他是我国结直肠专业学科的带头人和领军人物，中国抗癌协会大肠癌专业委员会名誉主委、中山大学肿瘤防治中心资深名医。他从医从教近60年，将中山大学肿瘤防治中心的结直肠癌根治术后5年生存率提高到70%，达到国际先进水平；他倾其毕生精力，打造具有国际声誉和水准的中国造口治疗师学校，迄今已为国内培养470余名国际认可的造口治疗师；他首次提出"社区肿瘤学"新概念，建成国内具有影响力的肿瘤社区防治基地；他为我国培养了一大批大肠癌诊治专业人才，主编的高校本科生教材《临床肿瘤学》被列入"十二五"国家级教材。

　　他就是中山大学肿瘤防治中心的万德森教授。

　　他说："人以德为本，医以德为先。作为医生，首先一

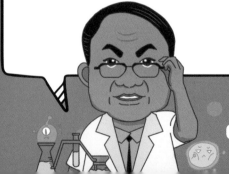

定要学好、掌握好高超的医疗技术，然后应当全心全意地为患者服务。我当了这么多年医生，总结自己的过去，认为做人要脚踏实地，凭着自己的良知，做好本职工作，这个是最重要的。"这也是一个中共党员医生最朴实的情怀。

躬耕杏林六十载　仁心仁术泽百姓

万德森曾师从于著名肿瘤学专家李国材教授，养成了做事认真负责、一丝不苟的好习惯。在每次手术前，他都要复习一次解剖学知识，然后才施行手术。他常说："我不在乎手术快，而提倡快、准、好，快与慢之间无非是半个小时之差。"年届七旬的他每周做4～6台手术，1次大查房，1次专家门诊。每一台手术，他都精益求精，坚持术前详细检查患者，琢磨手术要点，术中仔细操作，防止患者有意外损伤。无论手术大小，他都谨慎从事，宁可多出几身汗、多受几次惊，也不留下一个可切除的病灶，不留下一粒可疑的淋巴结。

直肠癌是腹部外科比较难治疗的肿瘤，尤其一些局部复发的肿瘤压迫到盆腔神经，痛苦是难以言状的。由于在我国直肠癌确诊时大多已是中晚期，局部复发率相当高。万德森最早引进直肠癌术前放化疗的概念和技术，并最早在中山大学附属肿瘤医院实施。13年多的临床疗效观察结果非常令人鼓舞，90%的患者肿瘤明显缩小，达到降期的目的而可以接受满意的根治性手术；从34%的患者身上切下来的标本无肿瘤残留；局部复发率降低了50%，患者保留肛门的机会增加了1倍。这个技术现在已经得到广泛认可和推广，将使成千上万的直肠癌患者获益。

万德森医术精湛，国内许多疑难患者慕名前来就诊。每

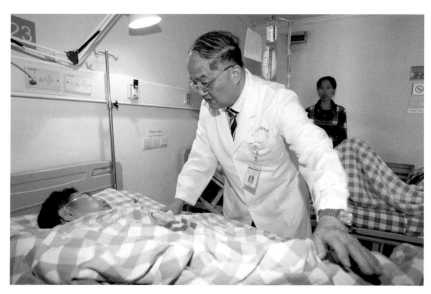

▲万德森教授（中）带领大肠癌诊治团队查房

周1次的专家门诊，他从不限挂号数量，因为他知道，有些远道而来的患者，如果一次看不了，又要等上一周。为满足患者的需求，他尽量让患者顺利看上病。每次，万德森都不能按时下班，送走最后一名求医者时，往往已超过下班时间数小时。

来自广州市的李女士，30多年前因为发现颈部肿块求医，经诊断为锁骨上淋巴结转移癌，但原发病灶未明。李女士辗转找到万德森，经万德森细心检查，发现李女士结肠有个肿块，判断她是结肠癌远处淋巴结转移，属于晚期患者。万德森没有因为晚期肿瘤患者治愈率很低而劝李女士放弃治疗，而是积极地为她制定治疗方案，切除结肠病灶，并且安排远处病灶的放疗。经过努力，李女士的病情得到控制，转移病灶完全消失了。经过20多年的复查随访，李女士其他部位结肠多次出现新发肿瘤，也都被万德森一一切除。同行的医生对晚期肿瘤患者能取得如此良好的疗效都感到十分佩服。

几年前，一位来自佛山市的女士出现右上臂肿痛，一直没有得到明确诊断和治疗。一些医生建议她做截肢手术，但她也将因此失去右上肢而致残。为使患者既保住右上臂又治好她的病，万德森在为患者做全面检查的基础上，组织和主持了多次会诊，经反复研究和细致检查，终于找到了病因，确诊为右肱骨尤文肉瘤（Ewing's Sarcoma）。由于万德森的正确诊断和治疗，患者避免了失去右臂的痛苦。

曾患乳腺癌的郑女士，术后13年发现罕有的转移——癌细胞转移至腹腔，广泛扩散，伴有胸腔积液。大网膜肿块切除后，其余的切不了；术后化疗，不见效；用生物学治疗反应大；以LAK细胞疗法医治又过敏。当时大家束手无策，她也悲观失望。万德森创造性地将氟铁龙加三苯氧胺治疗，使她的病情稳定、好转。62岁的她最近还到北京万里长城旅游。

"好医生首先是技术好，医德医风的根本问题是医术的质量问题。具备技术上精益求精的操守，才能真正关怀患者。"万德森如是说。

曾经有一个患者担心地问："我们无权无势，万教授会亲自给我们做手术吗？"结果他们都如愿了。万德森对待患者不论权势与贵贱，均一视同仁。在遇到患者所带的钱不够交纳诊治费用时，万德森常常会掏钱帮患者垫付，以解其燃眉之急。每天下班前，他总要回病区转一转，周末也要回病房看看患者。在家里只要得知患者有情况，不管在干什么，或身体多么不适，万德森都会马上赶回科室，投入紧张的抢救工作。就算在外地出差，他也会时不时地打电话回科室询问患者的病情，一回到广州就马上到病房查看。

万德森几十年的行医经历时时刻刻践行着"永远把患者利益摆在第一位"的宗旨。他常常提醒他的学生，共产党员就是为人民服务。从医从教近60年，万德森多次被评为"优秀共产党员""先进工作者""优秀教师"，曾被原卫生部评为"有突出贡献的中青年专家""广东省卫生系统白求恩式先进工作者"，获国务院政府特殊津贴。2007年，他被评为中山大学"优秀党支部书记"，同年，被全国科教文卫体工会授予"全国医德标兵"光荣称号。2015年，他获评为中山大学首届"感动杏林人物"。

耕耘教坛半世　桃李满天下
立德树人堪称师表

"人以德为本，医无德不立。"万德森经常对学生这样说，他对学生也更强调"德"的教育。他对学生不是指责和训斥，而是以自己的言行给学生无形的督促，重言教，更重身教。导师的言传身教是培养和熏陶学生内在素质的最佳途径。

在一次查房中，他发现自己带的一名医学研究生病历书写得不认真，查房后，他一边翻看病历一边认真地写了起来。导师无声的批评使学生感到自己的不足，此后再也不马虎行事了。他还特别注重引导带教的医学研究生不断提高科研能力，多出高水平的科研成果，写出高质量的学术论文。

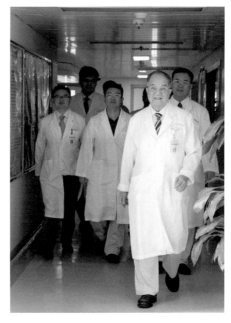

▲万德森教授带领大肠癌团队查房

在担任中山大学附属肿瘤医院院长兼腹科主任时，万德森在家门前的楼梯上多修了一道铁门。后来人们才明白，这是一道"拒腐门"，凡是送礼给他的人都被他挡在铁门外。曾经有一位老板患了直肠癌而痛苦不堪，后得到万德森的精心治疗，获得痊愈。这位老板感动得无以复加，想送给万德森1万元的大红包，却被他坚决地拒收了。他告诉这位老板："为你们治好病，是我们医生的职责。"还有一名患者，知道万德森不收红包，想通过另一种方式表达自己的谢意，提出给万德森所在的腹科赠送几台空调（在20世纪90年代，空调是个稀罕物），还是被他拒绝了。学生们说："从万教授那里不只是学到专业知识和诊断技术，更重要的是学到怎样更好地做学问，更好地做人。"

言传身教、立德树人，这是万德森从教的最真实写照。在学生们的记忆里，有这么一幕令他们终生难忘。那是一台腹腔内化疗手术，术中需将化疗药物灌进患者腹腔内，灌药前万德森把所有人叫到外面去，因为腹腔内的化疗药物需要有人用盖子盖住腹腔，防止挥发。他就让其他人离开，自己一个人站在手术台边按着患者腹盖站了半小时。事后，万德森憨笑着对学生们说："你们年轻人还有很长的路要走，况且'锅盖'我一个人负责，绰绰有余。"他的幽默一下子把大家心里面的愧疚都消除了。

万德森对患者无微不至的仁慈关爱之举深深地感染着他的学生。他借钱给门诊患者、把自己的降压药分给忘记带降压药的患者、冬天查房时先用手把听诊器捂暖……尽显仁爱之心。他为一位晚期肠癌患者做手术，发现肿瘤已无法切除，当他在手术室门口给家属交代病情时，患者太太难以接受事实，突然晕倒在手术室门口。就在她倒下去那一瞬间，穿着手术无菌衣的几个年轻医生还在犹豫该不该去接触家属时，同样穿着手术无菌衣的万德森马上伸手将她扶住。万德森的这种本能反应是源于内心、本能的爱。

作为学生心中的好老师，患者眼中的好医生，万德森曾获评"南粤优秀教师"，2002年被中山大学授予"十佳师德标兵"荣誉称号，2004年荣获柯麟医学奖，2006年荣获中国医师奖。

知行合一拓专科　造口教育开先河

造口患者是特殊的群体，他们因为疾病失去了肛门或尿路，大小便需通过人工的腔道从腹壁排出，给生活带来不便的同时，往往被周围的人歧视而承受巨大的心理负担。万德森在担任中山大学附属肿瘤医院院长的时候，为减轻造口患者的痛苦，还在百忙之中抽空专程到澳大利亚学习了造口护理技术。回国后，万德森经过不懈努力，开办了造口培训班，并于2001年创建了我国第一所世界造口治疗师协会认可的造口治疗师学校——中山医科大学造口治疗师学校。万德森担任该校的名誉校长，培养了第一批得到国际认证的造口治疗师。他不断改进造口技术，大大减少了造口并发症。造口学习班每次仅收12名学生，在学校学习的时间为3个月，共计360个学时，其中一半是理论学习，一半是实习，规定每位老师带2名学生，非常严格。迄今，万德森教授所创办的造口治疗师学校已为我国培养470多名国际认可的造口治疗师，许多大医院因而可以设立造口门诊。造口治疗师学校的成立，将成为我国造口事业史上的辉煌里程碑并载入史册。

造口事业开展至今已逾21年，万德森依然坚持在教学一线。除了理论授课，万德森还会带造口学生到手术室学习手术的做法。他认为，造口治疗师只有知道手术方式，才能真正护理好造口。参观造口手术的学生说，在手术台上，万德森教授的手术做得一丝不苟，建立造口时，他会详尽地讲解造口的原理、皮层的缝合及各种术式可能会带来哪些并发症等。

万德森认为，造口者除了要经历身体巨大的创伤外，还要承受常人无法想象的心理压力。如何让造口者走出心理阴影？为了使造口者找回自尊、自信、自强，活得更有意义，心怀大爱的万德森设身处地为患者着想，默默地把爱心献给这些不幸的人们。他呼吁政府重视造口者的权益，让造口者获得和残疾人同等的待遇。通过媒体宣传，让社会正确认识造口者，消除社会对造口者的歧视和偏见。在万德森的倡导和努力推进下，1994年4月，广州市成立了广州造口联谊会，使广州造口者终于有了一个生气勃勃的、属于自己的"家"。万德森就是这个"家"的"家长"。通过定期组织造口者联谊会等各种别开生面的活动，万德森教授团队鼓励造口者积极参加造口探访者的"义工"活动，为即将造口的患者解除心中的疑虑和恐惧，自觉配合医生的治疗；同时让造口者积极融入社会，回馈社会，重新认识自身价值；强化其社会责任感，坚定造口者积极生存下去的信心，激起造口者对生活的热爱。

功在当代利在千秋　探索社区肿瘤防治模式

万德森首先提出"社区肿瘤学"新概念，并在广州市

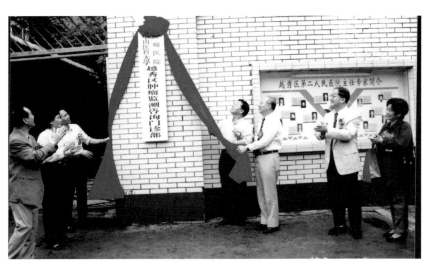

▲1997年4月19日，广州市越秀区成立社区肿瘤监测咨询门诊部

越秀区探索建立城市社区肿瘤防治模式。作为老一辈中共党员，同时作为一名医务工作者，万德森勇担肿瘤专科医生所特有的社会责任。他不仅肩负肿瘤诊疗的繁重医疗任务，还自觉担负起肿瘤预防的重任。直至20世纪90年代初，广州市仍没有建立起完整的肿瘤登记报告制度。

"癌情不明，何以防癌？"怀着焦急的心情和社会责任感，万德森四处奔走呼吁，推动政府参与肿瘤预防工作。他在完成繁重的日常医疗工作之余，经常亲自带领医疗小分队深入广州市社区，克服重重困难，发动群众，群防群治，探索城市肿瘤防治经验。经过连续5年深入、细致的社区工作，万德森带领的医疗团队培训了一大批社区肿瘤防治骨干，在社区建立起可以自行运作的、覆盖全社区的肿瘤防治网络和肿瘤监测中心，在社区居民中普及肿瘤防治知识，使居民自觉参加肿瘤筛查，显著提高肿瘤早诊率。

在社区工作的基础上，万德森总结工作心得和经验，主编国内首部社区肿瘤防治专著《社区肿瘤学》，影响深远。此外，他主编的"卫生部科普宣传丛书"获得"全国科普奖"。同时，在万德森的长期努力推动下，广州市逐渐建立、完善肿瘤登记报告制度，为广州市肿瘤防治历程写下浓重一笔。说到专著《社区肿瘤学》，万德森从1995年就提出了"社区肿瘤学"的新概念，认为肿瘤医治应该立足于社区，万德森也一直在做这方面的工作，他认为这是肿瘤防治工作今后一个新的方向。但令人沮丧的是，在向原卫生部汇报这个"九五"攻关项目时，有人质疑社区方面的含金量不高，应该攻关含金量高的项目。万德森当时就讲："什么叫含金量，是不是关于基因方面的才称得上有含金量？现在我们做的肿瘤预防工作是在造福群众，就是在普及关于肿瘤防治的知识，能让群众自觉接受筛查。这个含金量难道还不够吗？美国的癌症发病率近几年一直在下降，特别是肠癌方面，为什么呢？就是因为它在预防方面做得好。现在我们还没有办法找到发病的根本原因，但是我们能够通过把现有的知识在群众中普及，做好群众预防工作，并做到有病及早发现、及早治疗。还有什么比这个更紧要的呢？"

群防群治、早诊早治是肿瘤防治的关键，万德森高瞻远瞩地看到了社区肿瘤防治工作的重要性，并付诸实际行动，奔走呼吁，只为社会福，为邦家光。

医者之大，不仅济人，更在济世，作为一名老党员，万德森以德艺双馨布道杏林、以仁心仁术铸就医魂。

文/万德森教授学生、中山大学肿瘤防治中心党办